I0840725

Cómo ser experto en…

CUIDAR ANCIANOS

Adolfo Pérez Agustí

Más desvalidos que los niños, mucho más enfermos que la mayoría de la población, y menos protegidos socialmente por los organismos estatales, los ancianos, ese grupo al que eufemísticamente llamamos "tercera edad", no acaba de lograr los privilegios que le debería corresponder. Hay Institutos de la Mujer, Departamentos del Defensor del Menor, Ayuda al Inmigrante, Rehabilitación de Presos y Drogadictos, y hasta Defensores de los Animales, pero si buscan un organismo bien organizado y difundido para proteger los innegables derechos de los Ancianos, solamente se encontrará con buenas intenciones y algo que se denomina Dirección General del Mayor. En España hay también el Imserso, una iniciativa para el jolgorio organizado, que sirve básicamente para que las agencias de turismo tengan trabajo en temporadas bajas, llevando a sus clientes en grupo y sometiéndoles con frecuencia a una nueva forma de degradación colectiva. También hay los Centros de Día para los Mayores, nuevamente lugares de ocio, en donde se pretende que jueguen organizadamente a las cartas o al parchís, alternando con el baile de salón. No busquen ningún lugar en donde les hablen de psicología, metafísica, religión, sociología o filosofía, pues parece ser que llevarles a un nuevo estado de la existencia, en donde el intelecto adquiera la verdadera dimensión que nos corresponde como humanos, no entra en los planes de ningún gobierno. Claro, que para eso haría falta darse cuenta que la verdadera felicidad en aquellos para los cuales el futuro es ya una utopía, no consiste en tratarles como niños estúpidos, sino en darles la categoría que su gran experiencia les ha proporcionado.

Por supuesto, la atención al Mayor incluye la Asistencia Social en domicilio, y las Residencias Geriátricas, lugares al que ningún adulto acudiría voluntariamente...salvo que no le quede más remedio por el abandono al que sus familiares le han sumido. Mientras que los padres divorciados pelean intensa-

mente por la custodia de los hijos (básicamente por las preben-das económicas que se logran), nadie peleará por quedarse al cargo del anciano padre; más bien al contrario, y las disputas vendrán por parte de quien dedica más horas que el resto. Y eso que la mayoría de las veces hay una herencia prevista, fruto del trabajo de ese anciano durante toda su vida, ya que cuando no existe la desbandada es general. Hay familias que han puesto la calculadora a funcionar muchos años antes del fallecimiento de ese anciano, impidiendo que el futuro moribundo utilice sus bienes en compras o regalos personales, en caprichos aparente-mente estúpidos, pero de cualquier modo perteneciente al deseo de su propietario. Los ancianos, enternecidos por los besos que sus familiares les otorgan en sus escuetas visitas semanales, se vuelven cada día más avaros, por supuesto con ellos mismos, recordándoles reiteradamente a sus hijos que cuando se mueran les dejarán todos sus bienes. "Venga, papá, no pienses en ello. Nosotros te queremos aunque no nos dejes nada en herencia" ¿Hay un comentario más hipócrita que este? Repasen las veces en las cuales el difunto ha legado todos sus bienes a una institu-ción benéfica, a una solícita cuidadora, o a una amante que le proporcionó amor y sexo hasta el fin de sus días, y sabrán de qué les hablo. Las maldiciones hacia el fallecido llegan entonces hasta más allá del gabinete del gestor de la herencia, acusando al difunto de no haberles tenido en cuenta, regalando los bienes a quienes nada han hecho por él en vida. A partir de entonces, ni flores le pondrán en su tumba, cambiándolas por escupitajos.

Capítulo I

ENVEJECIMIENTO

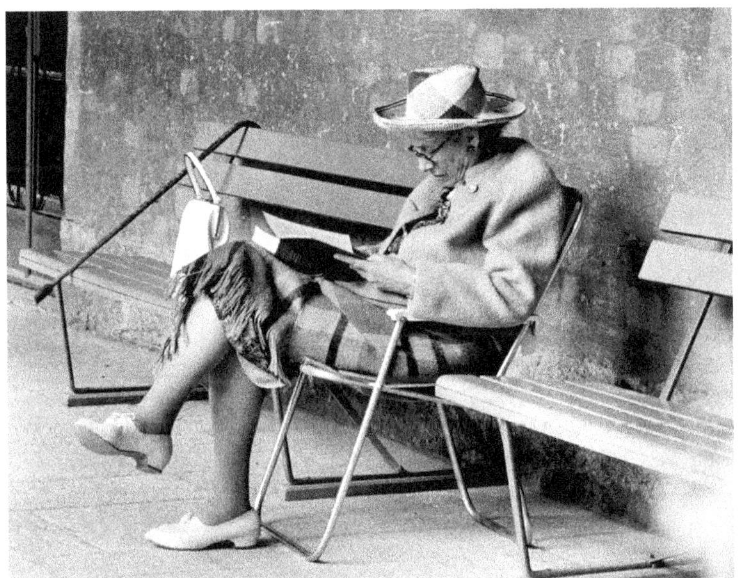

La vejez es un proceso biológico lento, diferente para cada persona, que aparece como consecuencia de la acción del tiempo sobre el ser humano, produciendo una involución cronológica en dos etapas correlativas: una a partir de los 50 años, y otra a partir de los 65 años, provocando una serie de cambios o alteraciones que afectarán al aspecto físico, al psiquismo y a las relaciones sociales del individuo. Estos cambios, por supuesto, están magnificados o minimizados según el estilo de vida anterior, pudiendo entrar en una vejez manifiesta desde los 55 años, o apenas perceptible incluso cumplidos los 70.

Es cierto que comenzamos a envejecer desde el momento en que nacemos, pero antes nos encontramos en una evolución orgánica, con aumento de las facultades, etapa que es francamente notoria hasta los 35 años, momento en que el cuerpo se estabiliza y parece adaptado al propio hecho de su existencia. El organismo va teniendo modificaciones día a día, casi imperceptibles para nosotros, pero perfectamente notorias para quienes nos ven de tarde en tarde.

Nuestro cuerpo modifica su composición a partir de la madurez así:

Aumentando los depósitos de grasa.
Disminuyendo la capacidad para retener agua.
Perdiendo sales minerales en los huesos.
Atrofiándose la masa muscular.

Estas transformaciones, entre otras, nos darán un incremento de:

Obesidad.
Hipertensión arterial.
Cambios en la textura de la piel.
Disminución de la resistencia física.
Disminución de la talla.
Aparición de deformaciones.
Disminución de la visión y la audición.
Disminución la memoria inmediata.

Todos los cambios fisiológicos del envejecimiento se traducen en una pérdida de adaptabilidad al medio, disminuyendo la capacidad de respuesta ante las enfermedades (infecciones, traumatismos etc.), además de los cambios en el psiquismo. El individuo a lo largo de la vida va adoptando una posición conservadora, no queriendo asumir nuevos riesgos, volviéndose menos sociable en cantidad, pero mejor en calidad. Aunque deseoso de seguir valiéndose por sí mismo, con frecuencia debe acudir a la protección de la familia o los servicios sociales, momento en el cual comienza a asumir su vejez y con ello su desesperanza. Todos estos cambios, junto al cese de la actividad laboral, pueden ocasionar temor y angustia por su futuro. Afortunadamente no está solo, ya que es consciente de que la población anciana es cada año mayor, con mejor calidad de vida, albergando la esperanza de ser considerado como un ser humano todavía útil, no un estorbo sin sentimientos. Para eso, lo primero que tiene que hacer es apagar el televisor cuando escucha esas noticias, elaboradas por jóvenes políticos, en las cuales alertan sobre "los peligros del envejecimiento de la población".

EXPERTOS EN EL ENVEJECIMIENTO

La **geriatría** se define como la rama de la medicina que se ocupa de los aspectos clínicos, terapéuticos, preventivos y sociales de la salud y enfermedad de los ancianos, mientras que la **gerontología** es el estudio del proceso de envejecimiento en todos los aspectos, abarcando desde investigaciones de biología molecular, hasta estudios socioeconómicos o sobre las consecuencias de la jubilación. También hay otro término denominado **gerocultura**, sumamente pujante y aleccionador, el cual está relacionado con los aspectos de la calidad de vida, entendiendo como tal la satisfacción de vivir con libertad y bienestar, con un buen funcionamiento físico, social, económico y emocional, que le permita lograr todos sus deseos o, si ello no es posible, que le haga vivir satisfecho, en paz, querido, acompañado.

Factores que influyen en la calidad de vida:

La *independencia* física, psíquica y económica. La persona independiente tiene mayor calidad de vida, que aquella que depende de su familia y/o de la sociedad.

La vida en *su casa*, con los suyos, con su pareja. La perdida del cónyuge tiene una repercusión negativa en la calidad de vida y con frecuencia desencadena la muerte prematura.

La *relación familiar*, social. Aunque la vida social compleja suele abrumar al anciano, debe tener la posibilidad de estar acompañado siempre que lo desee.

¿PODEMOS DEFINIR QUIÉN ES UN ANCIANO?

No hay manera de ponerse de acuerdo, ni mucho menos de definir si ser anciano es una cuestión física, cronológica, laboral o psicológica. Para la gente que se nos cruza por la calle la ancianidad es una cuestión de aspecto, algo que se percibe con un simple vistazo. Para los gobiernos mundiales es algo económico, pues la edad de la población mayor les obliga a otorgar dinero a cambio de nada. Finalmente, para la familia se trata de una labor logística, esto es, quién y cómo atenderá a los ancianos de su familia.

Veamos algunas definiciones:

Cronológico: Es un criterio, basado en la edad, que intenta ser objetivo y no discriminatorio, pero que no corresponde nunca a la realidad. Consiste en establecer etapas de la vida, como si de un motor se tratara. Estas son las edades admitidas:

De 45-60 años: Edad crítica o presenil. Indudablemente es una definición desafortunada, y la mayoría de las personas sanas se rebelarían ser incluidas en ella.

De 60-72 años: Envejecimiento gradual, más o menos acusado según la vida anterior.

De 72-90 años: Vejez declarada.

Más de 90 años: Grandes viejos.

Biológico: Está asociado al desgaste de órganos y tejidos, pero también es difícil de cuantificar. Dependiendo de cada persona, el desgaste de unos órganos le afectará más que otros. Además, unas personas envejecen antes y otras después, dependiendo básicamente de su vida anterior y de las actividades presentes. Puesto que el envejecimiento es en escalera y no progresivo, se puede mantener un aspecto inmejorable hasta los 65 años, y posteriormente envejecer ostensiblemente en apenas tres meses.

Funcional: Se asocia la vejez con la pérdida de la capacidad funcional del individuo, de sus limitaciones físicas y mentales. Está condicionada por las enfermedades y la vida sedentaria.

Socio-laboral: La sociedad valora sólo a la persona activa, aquella que es capaz de trabajar, generar riqueza y pagar impuestos. El anciano suele estar jubilado y es una persona no activa, y para el Estado supone una carga; apreciación injusta pues sigue siendo un consumidor que solamente exige que le devuelvan parte de lo que antes dio. Además, está deseando seguir siendo útil a la sociedad, aportando sus conocimientos, su experiencia y su sereno raciocinio.

Estereotipos:

Optimista
Su alegría parece deberse a que se encuentran con eso que los jóvenes definen como "la edad de oro", en la cual se supone que el anciano queda libre de pasiones e impulsos juveniles irracionales (básicamente sexuales,) alcanzando plena libertad, llegando a través de la experiencia de los años a la cima de la sabiduría, juicio y prudencia. Con la llegada de la jubilación, el individuo tiene más tiempo libre y de descanso, pudiendo disfrutar por más tiempo de la compañía familiar. Si, además, le damos la oportunidad de acudir a los lugares de jolgorio colectivo, y le ponemos una rumba para que mueva su esqueleto, sonreiremos

mientras le preguntamos: "¿Qué más quieres, abuelo?". "Si yo te contara… –nos deberían contestar."

Negativista

Para los muy jóvenes la ancianidad es una etapa involutiva, decadente, marcada por el deterioro cronológico, biológico (cargada de achaques con necesidad de asistencia médica y cuidados), psicológico (etapa de escasa creatividad, aislamiento, depresión, comportamientos rígidos, etc.), sociológico (inutilidad, aislamiento, improductividad, pobreza, abandono, soledad etc.). Suelen decir que ellos no quieren llegar a viejos, y que prefieren morir antes que acabar siendo una carga para sus familiares. Con ello no solamente dejan clara la idea que tienen de un anciano, sino que la transmiten sin pudor delante de sus mayores, quitándoles aún más la ilusión por vivir.

Realista

Afortunadamente, el envejecimiento de la población y la mayor calidad de vida están cambiando ambos criterios, lográndose que la valoración sobre la vejez sea más flexible, individuo por individuo. Se intenta que las personas mayores vean esta etapa de su vida como la más vital, la más intensa psicológicamente, encontrando por fin el verdadero sentido de la existencia, sin valorar tanto los hechos materiales.

CAUSAS BIOLÓGICAS DEL ENVEJECIMIENTO

Envejecer no es enfermar, si bien la vejez va acompañada de ciertas patologías inherentes, pero no siempre está clara la frontera entre los cambios fisiológicos que aparecen por el proceso de envejecer, y aquellos ocasionados por la exposición al sol a lo largo de los años, a la contaminación, el humo, las dietas inadecuadas, el alcohol, el estrés, la falta de actividad física, etc., y lo que son enfermedades propiamente dichas.

Numerosas teorías han sido propuestas para explicar los

mecanismos del envejecimiento, pero todas ellas presentan dificultades relacionadas con los fenómenos que proponen, ya que cada una estudia unos aspectos concretos. La mayoría de las teorías no se excluyen mutuamente y, hasta el presente, no hay evidencia de un único mecanismo responsable de la senectud. Por otro lado, el envejecimiento tiene posiblemente múltiples causas que se interrelacionan entre sí y que son probablemente diferentes en órganos cuyas células no tienen capacidad de regeneración (como las neuronas y las células musculares cardíacas,) en comparación con aquellos órganos cuyos tejidos son renovables (como la médula ósea, piel y mucosa gastrointestinal).

Las teorías del envejecimiento se clasifican de la siguiente manera:

1.- Teorías tradicionales:
Teoría del desgaste de órganos y tejidos.
Teoría de la acumulación de productos de desecho.
Teoría hormonal y neural.

2.- Teorías orgánicas:
Teoría inmunológica.
Teoría del colágeno.
Teoría de las alteraciones en las enzimas y DNA.
Teoría de los radicales libres o de la oxidación.
Teoría del reloj o batería celular.

3.- Teorías genéticas:
Teoría del envejecimiento programado.
Teoría de la mutación somática.
Teoría del error catastrófico.

4.- Teorías psicosociales:
Teoría del desarraigo.
Teoría del cese de actividad.
Teoría del cambio de poder o rol.

Teoría del desgaste de órganos y tejidos

Esta teoría propone que cada organismo estaría compuesto de partes irremplazables y que la acumulación de daño en sus partes vitales llevaría a la muerte de las células, tejidos, órganos y finalmente del organismo. El cuerpo humano, al igual que una máquina, envejece debido al uso continuo y como resultado de "agravios" acumulados en el cuerpo (estrés interno y externo,) incluyendo la acumulación de materiales dañinos como subproductos químicos del metabolismo. Las irreemplazables células del corazón y del cerebro, cuando se lesionan, mueren, aunque sea a una edad temprana. Los trasplantes no han podido evitar el envejecimiento y la muerte a corto plazo es inevitable.

Teoría de la acumulación de productos de desecho

Se observa que con el paso del tiempo se van acumulando diversos cuerpos pigmentados, como la lipofucsina (residuo de la descomposición y absorción de los glóbulos sanguíneos dañados que se encuentra en el músculo cardiaco y los músculos lisos,) la cual sería la responsable del envejecimiento celular, especialmente de las neuronas o las fibras musculares estriadas.

Teoría hormonal y neural

La teoría hormonal de envejecimiento sugiere que el sistema nervioso central es un marcapaso del envejecimiento corporal. Los cambios en el hipotálamo y en el sistema endocrino dan como resultado una disminución de la secreción de hormonas como la tiroidea y los corticoides esteroideos.

Teoría inmunológica

Es muy probable que con el paso de los años, el sistema inmunológico de los individuos sufre un continuo deterioro de manera que los ancianos presentan una menor capacidad de defenderse frente a agentes infecciosos por lo que tienen un mayor riesgo de sufrir infecciones que los individuos más jóvenes, así como una mayor incidencia de neoplasias o enfermedades autoinmunes. Este proceso de deterioro del sistema inmunológico va mermando la vitalidad del organismo.

*Teoría del colágeno o de las alteraciones en las enzimas y DNA_*

Cuando se generan cambios en la producción de proteínas se ve afectada la fabricación del tejido de sostén, ya que se elaboran micro-fibrillas de elastina y colágeno, orientadas de una manera diferente a la de los tejidos normales. Esto conlleva a cambios en el aspecto físico como:

Pérdida de la elasticidad de algunos tejidos (apareciendo arrugas).
Rigidez de musculatura lisa (vasos sanguíneos, corazón, etc.).
Cambios degenerativos en tendones, músculos, cápsulas articulares y cartílagos.

Y cambios internos:

Opacidad del cristalino (cataratas) y presbicia.
Fallos en la filtración renal y hepática (auto-intoxicación).
Alteraciones en el Sistema Nervioso Central (disminución del volumen cerebral).
Disminución auditiva para los tonos agudos y baja tolerancia al ruido.

Teoría de los radicales libres o de la oxidación

Esta teoría se basa en que los radicales libres producidos por la oxidación ocasionarían el envejecimiento de los cuerpos ricos en metales. La alimentación errónea sería una de las causas, pudiendo hacer el fenómeno reversible por el mismo procedimiento, salvo que se actúe muy tarde. Las dietas hipocalóricas con poca producción de radicales libres disminuyen la aparición de determinadas enfermedades y aumentan la longevidad en muchas especies.

Los radicales libres son moléculas inestables que tienen 1 electrón libre altamente reactivo, capaz de adherirse a las membranas celulares y de combinarse con algunos metabolitos químicos, interfiriendo por ello con los procesos de intercambio celular, lo que hace que los tejidos se vuelvan menos resistentes, y que se acorten los ciclos vitales de los mismos.

Teoría del reloj celular

Nuestras células responden a un programa vital, cuya información se origina en los códigos genéticos. Algunos factores químicos (tóxicos ambientales, tratamientos agresivos, tabaco, alcohol, etc.), físicos (radiaciones, calor, frío, etc.), biológicos (bacterias, virus, parásitos, etc.) y/o emocionales (estrés, traumas psíquicos,) pueden favorecer la producción de sustancias que acorten la supervivencia celular, ocasionando un deterioro prematuro y un envejecimiento patológico.

Teoría del envejecimiento programado

Posiblemente, y al igual que una batería, cuando nacemos nuestras células ya están programadas para morir a una cierta edad. Que lleguemos o no dependerá de los factores anteriormente definidos. Es digno de observar que:

Las especies animales más grandes (y más lentas) tienden a vivir más tiempo que las más pequeñas (y rápidas,) lo cual no tiene relación con sus tasas metabólicas.

Las estadísticas tienden a mostrar que hay algunas familias tradicionalmente longevas, lo cual sugiere que puede existir un gen de la longevidad.

Paradójicamente, se ha descubierto el gen para una enfermedad caracterizada por el envejecimiento prematuro (síndrome de Werner).

La teoría del envejecimiento programado establece que el cuerpo tiene un "reloj genético" que determina el inicio del envejecimiento. Este reloj genético se puede manifestar como un número predeterminado de divisiones celulares, a partir del cual no hay nuevas células. Estudios con células en cultivo han mostrado que ciertas células con el tiempo pierden la capacidad de dividirse.

Investigaciones en genética molecular indican que las alteraciones fisiológicas encontradas en el envejecimiento podrían tener sus bases en alteraciones estructurales del genoma (conjunto de los cromosomas de una célula) y las variaciones en un único gen podrían modular la velocidad de todo el proceso de envejecimiento. Es decir, el proceso de envejecimiento estaría bajo el control de uno o varios genes. Faltaría por definir cuál es la edad biológica de supervivencia del ser humano, aunque se habla de 125 años.

Teoría de la mutación somática

La teoría de mutación somática establece que ocurren mutaciones cromosómicas espontáneas debido a modificaciones químicas (hidrólisis, irradiaciones) y a errores en la replicación del DNA, que se acumulan en los tejidos de animales viejos. Esta teoría propone que la acumulación de errores en el DNA se transcribe a errores en el RNA y a las proteínas, lo que resulta finalmente en la pérdida progresiva del equilibrio celular y corporal. Esta teoría podría explicar la mayor frecuencia de cáncer, o la pérdida de respuesta inmunológica que se manifiesta en la vejez.

Teoría del error catastrófico

La teoría del error catastrófico, similar a la teoría de mutación somática, sugiere que con el tiempo se acumulan errores en las proteínas y enzimas responsables de la fidelidad de los procesos de información génica, replicación del DNA, trascripción y traducción, hasta que alguno de estos procesos se hace inviable. Estudios con mellizos revelan que estos varían grandemente en la edad de muerte, una indicación que los factores ambientales pueden ser más importantes que los factores genéticos en determinar la longevidad.

Teoría del desarraigo social

Plantean que cuando una persona envejece sufre un proceso de desarraigo. La persona pierde una serie de cosas y se produce un despego entre él y la sociedad, como consecuencia del cambio de rol social. Las relaciones sociales van disminuyendo tanto en número como en intensidad y eso le condiciona psíquicamente, dándole a entender que está de sobra, que debe dejar su puesto a los más jóvenes. Esto, que parece cruel, es alentado reiteradamente por el Estado, ofreciendo ayudas laborales y sociales a los jóvenes, hipotecas más ventajosas, y permitiendo las jubilaciones anticipadas. El resto de las empresas, además, ensalzan la juventud, tanto en sus productos como en sus promociones publicitarias.

Teoría del cese de actividad

Sostiene que como consecuencia del envejecimiento va disminuyendo la actividad. Plantean que las personas que mantienen una actividad envejecen más tarde. En este sentido, hay que destacar la mayor longevidad de los artistas sobre los técnicos, pues es fácil que un escritor siga ejerciendo hasta el fin de sus días, lo mismo que un pintor o músico. Para ellos la jubilación no existe y hasta la sociedad admite y promociona el arte a cualquier edad. Es más, un escritor puede que alcance más reconocimiento en la vejez que en la juventud.

Teoría del cambio de poder o rol

Afirma que el envejecimiento aparece por una pérdida de poder: Se pierde salud, se pierde autoridad, disminuye el poder económico, pierden amigos, etc. Los ancestrales ancianos de las tribus, por el contrario, eran sumamente longevos y apreciados por su sabiduría.

Factores externos que afectan negativamente durante la vejez

Condiciones de baja iluminación.
Cambios bruscos de la temperatura.
Introducción de nuevos y complejos elementos.
Cambios bruscos en la colocación de los objetos.
El umbral auditivo.

Estos componentes sensoriales, tanto en el lugar de trabajo como en el hogar, pueden ocasionar serios desequilibrios en la salud del anciano, recomendándose especialmente que su entorno esté sometido a los menores cambios posibles. Lo mismo podríamos decir de aquellos utensilios que impliquen fuerza muscular, trabajo intensivo, una ejecución continuada, la fatiga y el estrés, o una precisión en el objetivo. Serán asumidos si la persona lleva años manejándolos, pero conflictivos si se introducen continuamente en la vida normal.

Se ha observado que, siempre que tienen que llevar a cabo dos o más tareas simultáneamente, las personas de edad se ven en inferioridad de condiciones. Este problema es aún mayor si tienen que entrar en competencia con personas más jóvenes, pues el estrés para poder efectuar el trabajo con eficacia le ocasiona no pocos bloqueos mentales. Por ello, y teniendo en cuenta que el anciano debe tener una vida activa, con tareas programadas, estas deberán ser familiares y reconocibles, mejor si dispone de bastante experiencia previa en ellas.

Factores externos que afectan positivamente el proceso de envejecimiento

Incremento de la luminosidad medioambiental.
Incremento del tamaño de las letras.
Disposición del mobiliario (por ejemplo: sillones no demasiado bajos).
Evitar la presión ambiental, ni demasiado frío, ni demasiado calor.
Evitar sentirse observado.
Sentirse útil.
Aumentar poco a poco el nivel de motivación para nuevas tareas.

SOLEDAD EN LA VEJEZ

La soledad se define como la carencia voluntaria o involuntaria de compañía. Es una situación afectiva de pesar o melancolía, especialmente si se debe al fallecimiento de los seres queridos que le han acompañado hasta entonces. Los nietos, tan ultravalorados, no pueden suplir la mayoría de las veces al cónyuge ausente, y en ocasiones ni a los compañeros de trabajo. Es importante que se instale cuanto antes en nuevos grupos sociales al margen de la familia, pues así tendrá una vida social similar a la anterior.

FORMAS DE SOLEDAD

Vivir solo
Sentirse en soledad (situación afectiva)
Aislamiento social (falta de contactos sociales)

PERCEPCIÓN DE LA SOLEDAD

La percepción de la soledad no es equivalente a estar solo, sobretodo en los ancianos, ya que hay bastantes que viviendo acompañados se sienten solos. Cuando su mundo y deseos no son tenidos en cuenta, la sensación de estar solo en compañía se hace aún más intensa, sintiéndose marginados hasta en las decisiones más intrascendentes. Hay también circunstancias meramente físicas (sordera, afonía, visión defectuosa...), que impiden mantener una vida social activa, incluso cuando ello sea deseable.

CAUSAS DE LA SOLEDAD

Perdida de personas queridas.
Cambio de residencia.
Cese de la actividad laboral.
Mala salud, que motive pérdida de autonomía y obligue al confinamiento en el hogar.
Pérdida económica, de poder, que motive sentimiento de abandono de los demás y sensación de estar solo.
Pérdida de capacidad para el transporte y desplazarse donde desee.

TIEMPO Y CIRCUNSTANCIAS DE MAYOR SOLEDAD

Se acentúan en fiestas tradicionales (Navidad, cumpleaños etc.). El aburrimiento, que se une a la sensación de cansancio, acentúa la soledad, aumentando los fines de semana cuando la búsqueda de la diversión y el esparcimiento es más compulsiva en las personas. La soledad de un sábado noche, con toda la familia dispersa en lugares de ocio, se hace más notoria que en los días laborales.

La soledad es percibida más por las personas analfabetas y sin aficiones definidas, pues los demás pueden compensarla con la lectura, la música y algún hobby que le mantenga entusiasmado, incluso en solitario. En este sentido, la eclosión de los ordenadores en la vida del anciano puede solucionar no pocos problemas de aislamiento, permitiéndole entablar relaciones a distancia con personas de lugares dispersos. Si, además, lo utiliza para realizar otras actividades (juegos, fotografía, etc.), puede suponer el mejor remedio para lograr vivir sin compañía.

Hay personas extravertidas que nunca perciben esa soledad, incluso aunque vivan sin compañía, pues son capaces de entablar conversación en cualquier lugar, llegando fácilmente a formar parte de grupos sociales de cualquier tipo.

Miedo y soledad

Los ancianos que viven solos y tienden al aislamiento suelen sufrir la sensación de miedo. Esto ocasiona ansiedad y depresión, que influirán en su comportamiento y salud. Dicho miedo puede disminuir con un apoyo social bueno y frecuente.

Suicidio

Los suicidios en la tercera edad se relacionan con la soledad acompañada de enfermedades físicas, especialmente en ancianos pasivos con escasos contactos sociales. En la medida en que mejoran las condiciones económicas de un país aumentan también el número de suicidios en la ancianidad, tanto en los que viven en familia como solos. Las comparaciones en este caso son odiosas, pues la opulencia y bienestar del vecino llegan a desequilibrar la mente del anciano, incapaz de asumir que, en su caso, la vida no le ha tratado adecuadamente.

Delincuencia

Un anciano que vive solo en su domicilio es una víctima fácil para los delincuentes sin escrúpulos, quienes logran traspasar el umbral del hogar utilizando engaños simples. Por ello son frecuentes las muertes violentas o lesiones graves en ancianos que viven solos o en aislamiento, generalmente con el propósito de robo.

Muertes en la calle

Los ancianos desequilibran a muchos conductores, impacientes porque se toman con calma el cruce de la calzada, tanto si dispone de pasos adecuados como sino. Y eso mismo lo vemos en las paradas de autobuses, con los conductores exigiéndoles rapidez para que suban, o en los andenes del metro, en donde los mayores son empujados literalmente por el torbellino de gente. Indudablemente también vemos a multitud de ancianos imprudentes y responsables de sus lesiones, pues creen que los vehículos de motor deben pararse si ellos así lo necesitan, cruzando por lugares inadecuados solamente para abreviar unos segundos en su recorrido.

Soledad como defensa

Tal es la sensación de sentirse inútiles, que muchos ancianos elaboran un mecanismo de defensa ante sus deficiencias funcionales, tratando de ocultarlas pues perciben el rechazo de los demás. El medio urbano crea una soledad especial, aunque en él hay más recursos para combatirla y disminuir sus riesgos. Este mecanismo de defensa dependerá de la expectativa de contacto afectivo en relación a parientes, vecinos, conocidos o amigos.

Soledad y aislamiento

Es fácil distinguir entre aislamiento y soledad, ya que el primero concierne a la clase y frecuencia de contactos con otras personas, mientras que la soledad es un estado psicológico personal. El porcentaje de ancianos aislados es mucho menor que los que sienten ese estado de ánimo que supone soledad.

La mala nutrición se halla con más frecuencia entre los ancianos que viven solos y aislados, siendo monótona y escasa en proteínas y vegetales. Los comedores especiales para ancianos en centros diurnos y la comida llevada a domicilio por los centros de atención social, consiguen mejorar la situación nutricional de muchos ancianos, aunque no suele ser personalizada.

La mala absorción es más frecuente entre los ancianos que viven y comen solos, motivada en ocasiones por medicaciones habituales o el excesivo consumo de alcohol. Los problemas digestivos menores, como los gases o la diarrea, suelen ocasionar un recelo para comer suficientemente, asociando esos trastornos con la comida. La consecuencia es que cada día comen menos.

Son frecuentes los déficit de vitaminas B-12 y D, Hierro, ácido fólico y niveles bajos de proteínas en plasma.

También es posible que las alteraciones nutricionales de muchos ancianos que viven solos estén relacionadas con su estado afectivo, pues la depresión y el deterioro mental, le provocan una pertinaz anorexia. La pérdida de facultades físicas que le lleva a no desear salir de su casa para comprar comida, e incluso cuando lo hace se trata de pequeñas cantidades, es otra de las causas de la mal nutrición.

Capítulo II

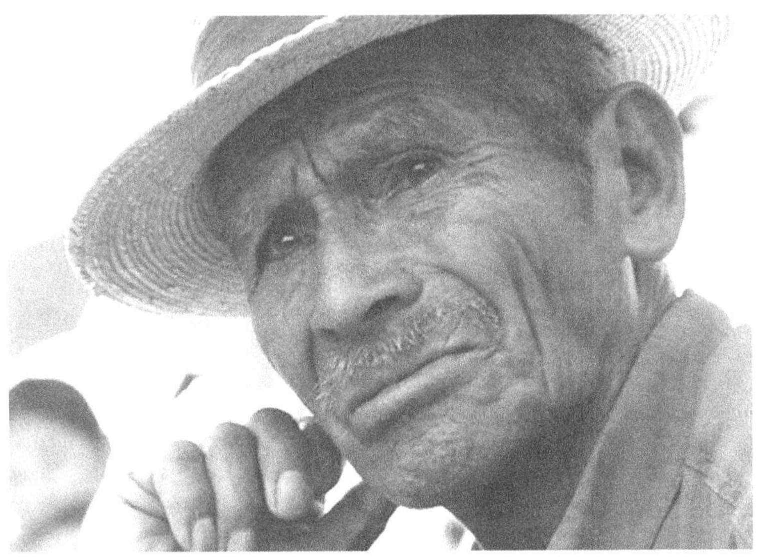

INGRESADOS EN RESIDENCIA DE ANCIANOS
(Sume los puntos)

Estado civil

1. Soltero   3
2. Casado   5
3. Viudo   3
4. Separado   0

¿Vive su cónyuge?

1. Sí   5
2. No   0

Durante el último año, ¿con qué frecuencia salió de la residencia para visitar a la familia o amigos en fines de semana o vacaciones, de compras o de excursión?

1. Una vez a la semana o más   5
2. Una a tres veces al mes   3
3. Menos de una vez al mes o sólo en vacaciones   2
4. Nunca   0

¿Con cuántas personas tiene la suficiente confianza para visitarlos en su casa?

1. Cinco o más   5
2. Tres o cuatro   4
3. Una o dos   3
0. Ninguna   0

¿Cuántas veces habló (amigos, familiares u otros) por teléfono durante la última semana?

3. Una vez al día o más   5
2. Dos veces   4
1. Una vez   2
0. Ninguna   0

¿Cuántas veces de la semana pasada le visitó alguien que no vive con usted, fue usted de visita o realizó alguna actividad con otra persona?

3. Una vez al día o más   5
2. De dos a seis veces   4
1. Una vez   3
0. Ninguna   0

¿Hay alguna persona en la que tenga confianza plena?

2. Sí   5
0. No   0

¿Con qué frecuencia se siente solo?

0. Bastante a menudo   0
1. Algunas veces   3
2. Casi nunca   5

¿Ve a sus familiares y amigos tan a menudo como quisiera o está algunas veces triste por lo poco que vienen a verle?

1. Tan a menudo como deseo 5
2. Algunas veces me siento triste por lo poco que vienen 2

¿Hay alguien que le ayudaría en cualquier cosa si se pusiera enfermo o quedara incapacitado (por ejemplo, marido/mujer, otro familiar, amigo)?

1. Sí   5
2. Nadie dispuesto y capaz de ayudarme   0

Si es "sí", preguntar a y b.

a) ¿Hay alguien (ancianos en residencias: ajeno a la residencia) que cuidaría de usted tanto tiempo como lo necesitase o sólo por un corto espacio de tiempo u ocasionalmente (por ejemplo, acompañarle al médico)?

   1. Alguien que cuidaría de mí indefinidamente. 5
   2. Alguien que me cuidaría durante un breve espacio
      de tiempo. 4
   3. Alguien que me ayudaría de vez en cuando. 3

Escala de valoración: Sume los puntos para ver su estado global de acompañamiento. Después, en los apartados en los cuales no haya habido valoración positiva, intente buscar soluciones.

50-55. Excelentes recursos sociales. Las relaciones sociales son muy satisfactorias y amplias. Al menos una persona cuidaría de él/ella indefinidamente.

40-49. Buenos recursos sociales. Las relaciones sociales son en su mayor parte satisfactorias y adecuadas y al menos una persona cuidaría de él/ella indefinidamente o las relaciones sociales son muy satisfactorias y amplias y una persona cuidaría de él/ella durante un corto espacio de tiempo.

30-39. Recursos sociales ligeramente deteriorados. Las relaciones sociales son insatisfactorias o de mala calidad, pobres; pero, al menos, una persona cuidaría de él/ella indefinidamente o las relaciones sociales son en su mayor parte satisfactorias y adecuadas, aunque la ayuda que podría obtener sería sólo por un corto espacio de tiempo.

20-29. Recursos sociales moderadamente deteriorados. Las relaciones son insatisfactorias o de baja calida y pocas, y solamente podría obtener una ayuda un espacio de tiempo corto o las relaciones son más satisfactorias o adecuadas aunque sólo obtendría ayuda de vez en cuando.

10-19. Recursos sociales bastante deteriorados: Las relaciones sociales son insatisfactorias, o de baja calida y pocas; y la ayuda que obtendría sería momentánea o las relaciones sociales son más insatisfactorias aunque ni siquiera obtendría ayuda momentánea.

0-9. Recursos sociales totalmente deteriorados: Las relaciones sociales son insatisfactorias, o de baja calidad y no obtendría ningún tipo de ayuda.

ESCALA DE VALORACIÓN DE LA FUNCIÓN FÍSICA

Baño/Lavado:
Independiente. Necesita ayuda sólo para lavarse una parte del cuerpo o lo hace solo.
Dependiente. Requiere ayuda al menos para lavarse más partes del cuerpo o para entrar o salir de la bañera.

Vestido:
Independiente. Se viste sin ayuda (incluye coger cosas del armario). Excluye el atado de los cordones de los zapatos.
Dependiente: No se viste solo o lo hace de forma incompleta.

Uso del retrete:
Independiente. No precisa ningún tipo de ayuda para entrar y salir del cuarto de aseo. Usa el retrete, se limpia y se viste adecuadamente. Puede usar un orinal por la noche.
Dependiente. Precisa ayuda para llegar hasta el retrete y para utilizarlo adecuadamente. Incluye el uso de orinal y de la cuña.

Movilización (cama/sillón):
Independiente. No requiere ayuda para sentarse o levantarse

de la silla ni para entrar o salir de la cama (puede utilizar ayudas mecánicas, como un bastón).

Dependiente. Requiere alguna ayuda para una u otra acción.

Continencia:

Independiente. Control completo de la micción y de la defecación.

Dependiente. Incontinencia total o parcial. Incluye el control total de los esfínteres mediante enemas, sonda o el empleo de orinal y/o cuña.

Alimentación:

Independiente. Lleva la comida del plato a la boca sin ayuda.

Dependiente. Es ayudado a llevar la comida del plato a la boca. Incluye no comer y alimentación parenteral o a través de una sonda.

Debe tenerse en cuenta lo que el paciente hace realmente, no lo que es capaz de hacer.

Clasificación:

6. Independiente en todas las actividades.
5. Independiente en todas las actividades, salvo en una.
4. Independiente en todas las actividades, salvo en el baño y otra más.
3. Independiente en todas las actividades, salvo en el baño, el vestido y otra más.
2. Independiente en todas las actividades, salvo en el baño, el vestido, el uso del retrete y otra más.
1. Independiente en todas las actividades salvo en el baño, el vestido, el uso del retrete, en la transferencia y otra más.
0. Dependiente en todas las actividades.

ÍNDICE DE INDEPENDENCIA FÍSICA

Comida:

10   Independiente. Capaz de comer por sí solo en un tiempo razonable. La comida puede ser cocinada o servida por otra persona.

5   Necesita ayuda para cortar la carne, extender la mantequilla, etc., pero es capaz de comer solo.

0   Dependiente. Necesita ser alimentado por otra persona.

Lavado (baño)

5   Independiente. Capaz de lavarse entero, de entrar y salir del baño sin ayuda y de hacerlo sin que una persona supervise.

0   Dependiente. Necesita algún tipo de ayuda o supervisión.

Vestido:

10   Independiente. Capaz de ponerse o quitarse la ropa sin ayuda.

5   Necesita ayuda. Realiza sin ayuda más de la mitad de estas tareas en un tiempo razonable.

0   Dependiente. Necesita ayuda para las mismas.

Arreglo:

5   Independiente. Realiza todas las actividades personales sin ayuda alguna; los complementos necesarios pueden ser provistos por alguna persona.
0   Dependiente. Necesita alguna ayuda.

Deposición:

10   Continente. No presenta episodios de incontinencia.

5   Accidente ocasional. Menos de una vez por semana necesita ayuda para colocar enemas o supositorios.

0   Incontinente. Más de un episodio semanal, incluye administración de enemas o supositorios por otra persona.

Micción:

10   Continente. No presenta episodios de incontinencia. Capaz de utilizar cualquier dispositivo por sí solo (botella, sonda, orinal)

5   Accidente ocasional. Presenta un máximo de un episodio en 24 horas o requiere ayuda para la manipulación de sondas o de otros dispositivos.

0   Incontinente. Más de un episodio en 24 horas. Incluye pacientes con sonda incapaces de manejarse.

Ir al retrete:

10   Independiente. Entra y sale solo y no necesita ayuda alguna por parte de otra persona.

5   Necesita ayuda. Capaz de manejarse con una pequeña ayuda; es capaz de usar el cuarto de baño. Puede limpiarse solo.

0   Dependiente. Incapaz de acceder a él o de usarlo sin ayuda mayor.

Traslado cama/sillón:

15   Independiente. No requiere ayuda para sentarse o levantarse de una silla ni para entrar o salir de la cama.

10   Mínima ayuda. Incluye una supervisión o una pequeña ayuda física.

5   Gran ayuda. Precisa la ayuda de una persona fuerte o entrenada. Capaz de estar sentado sin ayuda.

0   Dependiente. Necesita una grúa o el alzamiento por dos personas. Es incapaz de permanecer sentado.

Deambulación:

15   Independiente. Puede andar 50 metros o su equivalente en casa sin ayuda ni supervisión. Puede utilizar cualquier ayuda mecánica excepto un andador. Si utiliza una prótesis, puede ponérsela y quitársela solo.

10   Necesita ayuda. Necesita supervisión o una pequeña ayuda física por parte de otra persona o utiliza andador.

5   Independiente en silla de ruedas. No requiere ayuda ni supervisión.

0   Dependiente. Si utiliza silla de ruedas, precisa ser empujado por otra persona.

Subir y bajar escaleras:

10   Independiente. Capaz de subir y bajar un piso sin ayuda ni supervisión de otra persona.

5   Necesita ayuda. Necesita ayuda o supervisión.

0   Dependiente. Es incapaz de salvar escalones. Necesita ascensor.

Valoración: Debe aproximarse lo más posible a 100, considerándose muy dependiente menos de 25.

ÍNDICE DE HABILIDAD FUERA DE LA RESIDENCIA

Capacidad para usar el teléfono:

5   Utiliza el teléfono
4   Marca números bien conocidos.
3   Contesta al teléfono pero no marca.
0   No usa el teléfono.

Ir de compras:

5   Realiza todas las compras necesarias sin ayuda.
4   Compra pequeñas cosas.
2   Necesita compañía para realizar cualquier compra.
0   Es incapaz de ir de compras.

Preparación de la comida:

5   Planea, prepara y sirve sin ayuda las comidas adecuadas.
4   Prepara las comidas si le proporcionan los ingredientes.
3   Prepara la comida, pero no mantiene una dieta adecuada.
0   Necesita que se le prepare la comida.

Cuidar la casa:

5   Cuida la casa sin ayuda o ésta es ocasional.

4   Realiza tareas domésticas ligeras.

3   Realiza tareas domésticas, pero no mantiene un nivel de limpieza aceptable.

2   Necesita ayuda en todas las tareas de la casa.

0   No participa en ninguna tarea doméstica.

Lavado de la ropa:

5   Lo realiza sin ayuda.

4   Lava o aclara algunas prendas.

0   Necesita que otro se ocupe de todo el lavado.

Medio de transporte:

5   Viaja de forma independiente.

4   No usa transporte público, salvo taxis.

3   Viaja en transporte público si le acompaña otra persona.

2   Viaja en taxi o automóvil con la ayuda de otros.

0   No viaja en absoluto.

Responsabilidad sobre la medicación:

5   No precisa ayuda para tomar correctamente la medicación.

3   Necesita que le sean preparadas las dosis o las pastillas con antelación.

0   No es capaz de responsabilizarse de su propia medicación.

Capacidad para utilizar el dinero:

5   No precisa ayuda para manejar dinero ni llevar cuentas.

4   Necesita ayuda para ir al banco, para grandes gastos.
0   Incapaz de manejar dinero.

Valoración: 30-40, óptimo. 15-29, aceptable. 5-14, riesgo.

PRUEBA PSICOTÉCNICA

1. Orientación en el tiempo y espacio

Dígame el día de la semana, día del mes, estación del año y año en el que estamos (0-5 puntos).

Dígame el nombre del centro, el piso, la ciudad, la provincia y el país en el que estamos (0-5 puntos).

2. Fijación

Repita estas palabras: caballo, céntimo, manzana (0-3 puntos).

3. Concentración y cálculo

Si tiene 30 euros y me los va dando de tres en tres, ¿cuántos le van quedando? (0-5 puntos).

Repita 3-9-2 hasta que se lo aprenda. Ahora dígalo al revés empezando por la última cifra, luego la penúltima y finalmente la primera (0-3 puntos).

4. Memoria

¿Recuerda usted los tres números que le he dicho antes? Dígalos (0-3 puntos).

5. Lenguaje y construcción

¿Qué es esto? (mostrarle un reloj) ¿Y esto? (mostrarle un bolígrafo) (0-2 puntos).

Repita la siguiente frase: En un trigal había cinco perros (0-1 punto).

Si una manzana y una pera son frutas, el rojo y el verde, ¿qué son?; ¿y un perro y un gato? (0-2 puntos).

Coja el papel con la mano izquierda, dóblelo por la mitad y póngalo en el suelo (0-3 puntos).

Lea esto y haga lo que dice. Cierre los ojos (0-1 punto).

Escriba una frase como si estuviera contando algo en una carta (0-1 punto).

INSTRUCCIONES:

Orientación: Un punto por cada objeto; enumerar cada ítem y esperar la respuesta.

Fijación: Decir las tres palabras seguidas y repetirlas tantas veces como sea necesario hasta que el anciano las diga correctamente; se da un punto por cada palabra que diga correctamente en el primer intento.

Concentración y cálculo: Se da un punto por cada resta correcta. Se da un punto por cada cifra correcta y en el orden correcto.

Memoria: Se da un punto por cada palabra recordada, independientemente del orden.

Lenguaje y construcción: Se da un punto por cada nombre correcto. Un punto si repite la misma frase, que ha de citarse una sola vez. Un punto por cada respuesta correcta (colores, animales). Un punto por cada parte de la orden correctamente realizada. Un punto si lee, interpreta y ejecuta la orden escrita (cierre los ojos). Un punto si escribe una frase con sujeto, verbo y predicado y con sentido (no se valora la caligrafía ni la ortografía).

Un punto si dibuja dos pentágonos con intersección de uno de los ángulos.

La puntuación máxima es de 35; se considera que existe deterioro cognitivo si es menor de 23 puntos.

CUESTIONARIO DE DATOS

1.- ¿Cuál es la fecha de hoy? (Día, mes y año).
2.- ¿Qué día de la semana?
3.- ¿En qué lugar estamos?
(Vale cualquier descripción correcta del lugar).
4.- ¿Cuál es su número de teléfono?
(si no tiene teléfono, ¿cuál es su dirección completa?)
5.- ¿Cuántos años tiene?
6.- ¿Dónde nació? ¿Fecha de nacimiento?
7.- ¿Cuál es el nombre del Presidente del Gobierno?
8.- ¿Cuál es el nombre del Presidente anterior?
9.- Dígame el primer apellido de su madre
10.- Reste de tres en tres desde 20 (Cualquier error hace errónea la respuesta).

Resultados:

0-2 Errores: normal.
3-4 Errores: deterioro leve
5-7 Errores: deterioro moderado
8-10 Errores: deterioro severo
Si el nivel educativo es bajo (estudios elementales) se admite un error más para cada categoría; si el nivel educativo es alto (universitario) se admite un error menos.

Capítulo III

Valoración de la salud física

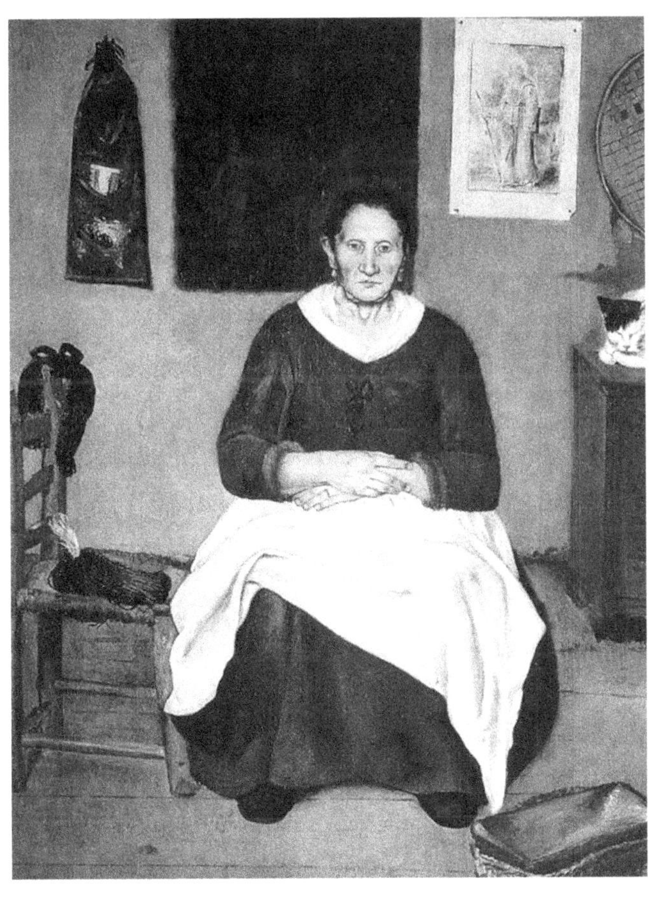

La valoración del estado de salud es una parte fundamental de cualquier valoración geriátrica integral. Algunos de los objetivos de la valoración orgánica sistemática son los siguientes:

Detectar las enfermedades que el enfermo no percibe
Identificar aquellas enfermedades que pueden ser evolutivas o causa de muerte
Inculcar hábitos saludables
Conocer la ingesta de fármacos o plantas medicinales.

La valoración de un anciano comienza por una historia clínica correcta. La recogida de datos tendrá una dificultad especial debido al deterioro cognitivo o estados de confusión mental que puede presentar el anciano; por eso la colaboración de la familia es de gran importancia. Los datos a recoger son:

En los antecedentes médicos se hará especial incidencia en la patología cardiovascular, articular, endocrina y neurológica, no olvidándose de interrogar sobre el estreñimiento y el hábito urinario. Es importante interrogar sobre las repercusiones de enfermedades anteriores, ingresos hospitalarios, intervenciones quirúrgicas, secuelas a nivel funcional o cambios de hábitos cotidianos e inmunizaciones.

Hay que conocer los medicamentos y plantas medicinales que toman los ancianos, cuándo han sido prescritos, el cumplimiento o no de la medicación y la capacidad de auto-administrárselos.

Se realizará una encuesta sobre los hábitos alimentarios, presencia de anorexia, síntomas digestivos y pérdida de peso reciente. Todo esto nos permitirá conocer datos muy básicos del estado nutricional.

El interrogatorio sobre antecedentes de caídas, barreras arquitectónicas o de elementos que puedan favorecer los accidentes nos orientará en posteriores exploraciones y sobre las posibles recomendaciones.

Es fundamental completar el estudio con una descripción de la situación funcional previa, pérdida de memoria, trastornos de comportamiento, depresión o ansiedad y una valoración social.

Finalmente las preguntas sobre la vida, las creencias y las opiniones filosóficas que haya podido hacer el enfermo pueden ayudarnos a tomar decisiones en muchas situaciones, generalmente agudas, con gran riesgo o en situaciones de dependencia por enfermedad crónica evolutiva.

La exploración física será exhaustiva. Se basará en la valoración por aparatos o sistemas. Otros aspectos a tener en cuenta serán la valoración de la piel, de la vista, audición, dentición, boca, marcha y equilibrio, exploración de los pies, peso y talla.

SISTEMA CARDIO-CIRCULATORIO

En el corazón es de destacar una pérdida de la capa interna o íntima que controla el aumento de la frecuencia cardiaca en respuesta al ejercicio. El funcionamiento del corazón no se modifica en reposo pero sí en los mecanismos de adaptación al esfuerzo. Ante una situación de estrés el corazón del anciano no tiene la misma capacidad de respuesta que en el joven o en el adulto. Debido a estos cambios, la frecuencia cardiaca reposo puede volverse un poco más lenta, necesita más tiempo para que el pulso se acelere cuando se realiza ejercicio y mucho más para que disminuya después del ejercicio. También disminuye el peso y volumen del corazón.

A nivel de las arterias, se produce una reducción de la elasticidad (arteriosclerosis) debido a la disminución de las fibras de colágeno y por el aumento del grosor de la capa interna o íntima de las mismas. Esto hace que aumenten las resistencias periféricas, lo cual va a provocar un aumento de la Tensión Arterial Sistólica o máxima.

SISTEMA RESPIRATORIO

Se producen cambios en la musculatura de la caja torácica. Hay una disminución del tono muscular y la respiración se vuelve más superficial.

Los cambios estructurales que ocurren en el aparato respiratorio son un tórax más rígido y menos móvil y una disminución de elasticidad peso y volumen del pulmón. Estas alteraciones conducen a una disminución de la capacidad vital (la máxima cantidad de aire que se puede espirar después de una inspiración máxima), del volumen de reserva respiratorio (el aire adicional que un individuo es capaz de expulsar mediante una espiración forzada), y un aumento del volumen residual que no se moviliza en el pulmón (el aire que queda en los pulmones tras la espiración).

La disminución de los movimientos respiratorios, junto a la disminución del reflejo tusígeno (tos) favorece el acúmulo de secreciones en el aparato respiratorio, lo que puede hacer que el anciano enferme.

SISTEMA DIGESTIVO

Además de alteraciones en la **dentadura** (muchos ancianos tienen prótesis dentales) y la masticación, aparecen otros cambios a nivel de la cavidad bucal:

Existe una deshidratación de las encías y una disminución de tamaño, por lo que las prótesis no se adaptan correctamente y se deben ajustar con periodicidad.

Hay menor secreción de saliva y es más espesa. Estos cambios dificultan la primera etapa de la digestión de los alimentos.

Los cambios más importantes en **estómago e intestino** se refieren a los siguientes aspectos:

En primer lugar, la reducción de su función motora que provoca en el estómago un retraso en el vaciamiento de su contenido. En el intestino, la disminución del peristaltismo traerá consigo una tendencia al estreñimiento.

Se produce disminución de la capacidad de secreción de ácido clorhídrico y hace que las digestiones sean más lentas y pesadas.

También disminuye de tamaño y función el hígado. La bilis se hace más espesa y se enlentece el vaciado de la vesícula biliar. Esto va a favorecer la formación de cálculos biliares.

Sistema genito-urinario

A nivel del *sistema urinario* se producen los siguientes cambios:

Reducción del peso y volumen del riñón.

Disminución del número de nefronas (unidad funcional del riñón).

Esclerosis o endurecimiento de los glomérulos (donde se filtra la sangre para formar orina).

Dilatación de los túbulos renales (porción que ocasiona la excreción o reabsorción de agua).

Disminución de la capacidad de concentración de orina.

Reducción del tono muscular de la vejiga. Esto hace que la vejiga no se vacíe del todo en cada micción y la persona tiene deseos constantes de orinar.

A nivel del *sistema genital* vamos a distinguir las modificaciones que se producen en la mujer y los que se producen en el hombre.

Cambios en la mujer:

Pérdida del vello púbico.

Atrofia de la musculatura de la vagina.

La vulva, los labios mayores y el clítoris disminuyen de tamaño.

Hay una atrofia gradual de ovarios y útero.

Las secreciones vaginales se vuelven escasas y acuosas, lo

que puede hacer que la relación sexual sea molesta para algunas mujeres (dispareunia).

Las mamas disminuyen de tamaño por la pérdida de tejido glandular y adiposo.

Las mamas pierden soporte, se vuelven generalmente planas y flácidas, el pezón se puede invertir y la areola (área que circunda el pezón) se torna más pequeña tendiendo casi a desaparecer.

Se produce el cese de la función reproductora. Menopausia.

Cambios en el hombre:

Los hombres, al contrario que las mujeres, no experimentan un cambio repentino en su fertilidad, sino que los cambios se presentan en forma gradual, en un proceso que algunos expertos denominan andropausia.

Pérdida de vello púbico.

Distensión de la bolsa escrotal.

Los testículos disminuyen de tamaño y hay una atrofia gradual del tejido testicular.

Aumento del tamaño de la próstata (hipertrofia prostática benigna) y disminución de su secreción hormonal.

Reducción gradual de la capacidad reproductora.

La erección es más lenta y débil.

Sistema nervioso

Disminución del tamaño y peso del cerebro. Las neuronas se van degenerando y mueren. También se produce deshidratación celular. A los 70 años se ha perdido un 5% de masa cerebral; a los 80 años el 10% y a los 90 años un 20%. Esta pérdida se da a nivel de la corteza cerebral y del cerebelo. Esto quizá explique porqué se produce una disminución de la capacidad de memorizar nuevas materias y también una lentitud de la actividad mental y la capacitación.

Enlentecimiento de la conducción nerviosa debido a que las células nerviosas pierden su revestimiento (desmielinización).

Disminución de la sensibilidad. Se reduce la capacidad de percepción y de respuesta a estímulos térmicos y dolorosos.

Aparece el temblor senil. Se caracteriza por aparecer en reposo y en miembros superiores.

SISTEMA LOCOMOTOR

La ***masa ósea*** se pierde, especialmente en las mujeres después de la menopausia, ya que los huesos pierden calcio y otros minerales no menos importantes. También suele haber déficit de vitamina D.

El ***tronco*** se vuelve más corto. La columna esta formada por huesos (vértebras) y entre cada hueso se encuentran unos cojines de aspecto gelatinoso o discos invertebrales, los cuales pierden líquido en forma gradual, haciendo que los espacios sean más delgados. Además, las vértebras pierden parte de su contenido mineral, contribuyendo también de esta manera al adelgazamiento de los huesos. La columna vertebral se encorva y se comprime.

El ***omoplato*** (escápula) y otros huesos pueden llegar a estar porosos. Los arcos del pie se vuelven menos notorios, lo que contribuye a una pérdida de altura (ligera). Los huesos largos de los brazos y las piernas a pesar de ser más frágiles debido a las pérdidas minerales, no cambian de longitud, razón por la cual los brazos y las piernas se ven más largos comparados con el resto del cuerpo.

Las ***articulaciones*** se vuelven más rígidas y menos flexibles, su líquido puede disminuir y los cartílagos empiezan a rozar entre sí dando lugar a su desgaste y produciendo artrosis. Los minerales se depositan en algunas articulaciones (calcificación), lo cual es común en el hombro. Las articulaciones de la cadera y de la rodilla comienzan a perder su estructura (cambios degenerativos) y las articulaciones de los dedos pierden cartílago, lo cual hace que los huesos se vuelvan un poco más gruesos; esto es más común en las mujeres y puede ser hereditario. Por lo general, algunas articulaciones como las de los tobillos, cambian poco con el envejecimiento.

La ***masa corporal*** magra disminuye debido, en parte, a la pérdida del tejido muscular (atrofia). La proporción y el grado de los cambios musculares parecer ser un aspecto determinado genéticamente. Los cambios musculares empiezan, con frecuencia, a los 20 años en los hombres y a los 40 en las mujeres.

Las fibras musculares se encogen y el tejido muscular se reemplaza de una manera más lenta; además el tejido muscular perdido se puede reemplazar por tejido fibroso duro. Esta condición se observa mejor en las manos, las cuales se vuelven delgadas y huesudas.

Los cambios normales del tejido muscular combinados con los cambios en el sistema nervioso por el envejecimiento, hacen que los músculos reduzcan su tono y su contractilidad, aunque se ejerciten regularmente.

PIEL Y ANEJOS

Con el envejecimiento, la capa externa de la piel (epidermis) se adelgaza, aun cuando la cantidad de capas celulares permanecen sin cambio alguno. La cantidad de células que contienen pigmento (melanocitos) disminuye, pero los melanocitos que quedan aumentan de tamaño, de modo que la piel envejecida aparece más delgada, más pálida y traslúcida. Las manchas grandes (denominadas manchas por la edad, manchas del hígado) pueden aparecer en las áreas expuestas al sol.

Los cambios en el tejido conectivo reducen la resistencia y la elasticidad de la piel, condición que se conoce como elastosis y es especialmente pronunciada en las áreas expuestas al sol (elastosis solar). Esta condición produce la apariencia correosa, deteriorada por la intemperie, común en granjeros, marineros y otras personas que pasan gran parte de sus vidas al aire libre.

Los ***vasos sanguíneos*** de la capa media (dermis) se vuelven más frágiles, lo cual a su vez provoca equimosis y sangrado debajo de la piel apareciendo unas manchas rojas y abultadas denominadas púrpura senil.

Las *glándulas sebáceas* producen menos sebo. Los hombres experimentan una mínima disminución, por lo general, después de los 80 años de edad, mientras que las mujeres producen gradualmente menos sebo después de la menopausia, lo que puede hacer que sea más difícil mantener la humedad de la piel causando sequedad y prurito.

La capa de grasa subcutánea, que facilita el aislamiento y la amortiguación se adelgaza, incrementando el riesgo de lesionar la piel y reduciendo la capacidad de mantener la temperatura corporal. Algunos medicamentos son absorbidos por la capa grasa, cuya pérdida cambia la manera en que dichos medicamentos actúan. A medida que se envejece, hay menos "aislamiento natural" y en clima frío se puede presentar hipotermia.

Las *glándulas sudoríparas* producen menos sudor, haciendo que en clima caluroso sea más difícil mantenerse fresco y se incremente el riesgo de hipertermia o de insolación.

Los crecimientos como marcas en la piel, verrugas y otras manchas, son comunes en las personas mayores. También es frecuente la caída de los párpados superiores (ptosis parpebral).

El cambio en el *color del cabello* es probablemente uno de los signos más obvios del envejecimiento. Este cambio es causado por un pigmento (melanina) producido por el folículo piloso que a su vez disminuye su producción a raíz del proceso de envejecimiento.

El encanecimiento comienza con frecuencia en la década de los 30 años de edad, aunque esta edad es variable. Las canas empiezan a manifestarse generalmente en las sienes y se extienden hacia la parte superior del cuero cabelludo. El cabello se torna cada vez más claro y finalmente blanco. Al llegar a la década de los 40 años de edad, aproximadamente el 40% de todas las personas presentan algunas canas en el cuero cabelludo; el vello corporal y facial también se vuelve gris, pero generalmente más tarde que el del cuero cabelludo. El vello de la axila, del pecho y del área púbica puede encanecerse menos o no encanecer.

El encanecimiento está determinado genéticamente. Las canas tienden a aparecer de manera más temprana en los caucásicos y de manera más tardía en las razas asiáticas. Los suplementos nutricionales, las vitaminas y otros productos no detienen ni disminuyen la velocidad del encanecimiento, salvo que esté originado por enfermedades.

La cantidad de vello que una persona tenga en el cuerpo y de cabello en la cabeza está determinada por su información genética. Sin embargo, con el envejecimiento casi todas las personas experimentan alguna pérdida de cabello y disminución en su velocidad de crecimiento. Las fibras de cabello se hacen más pequeñas y tienen menos pigmento; de ahí que el cabello grueso y áspero de un adulto joven se convierta finalmente en un cabello delgado, de color claro denominado cabello fino.

Debido a que muchos de los folículos pilosos cesan su producción, los hombres y las mujeres sufren una pérdida de cabello a medida que envejecen. Aproximadamente el 25% de los hombres comienzan a mostrar algunos signos de calvicie hacia los 30 años de edad y cerca de dos tercios son calvos o tienen un patrón de calvicie hacia la edad de 60 años.

Los hombres desarrollan un patrón típico de *calvicie* asociado con la hormona masculina testosterona. Inicialmente se pierde el cabello de la frente y el de la parte superior del cuero cabelludo. Las mujeres también presentan un patrón típico de pérdida de cabello a medida que envejecen. El cabello se hace menos denso en general y el cuero cabelludo puede hacerse visible.

El *vello facial y corporal* también se pierden y aunque la cantidad de vello es inferior, los vellos individuales se pueden volver más gruesos. Las mujeres pueden notar una pérdida de vello corporal, pero pueden descubrir que presentan vello facial grueso, especialmente en el mentón y alrededor de los labios. Los hombres pueden notar que el pelo de sus cejas, orejas y nariz se hace más largo y áspero.

Las *uñas* también cambian con el proceso de envejecimiento: crecen más lentamente y se vuelven pálidas y frágiles, su color puede cambiar de traslúcido a amarillento y opaco. Las uñas, especialmente las de los dedos de los pies, pueden volverse duras y gruesas y encarnarse con más frecuencia; mientras que las puntas de las uñas de las manos se pueden partir.

En algunas ocasiones, se desarrollan surcos longitudinales en las uñas de las manos y los pies. Este puede ser un cambio normal del envejecimiento, sin embargo algunos cambios en las uñas pueden ser causados por infecciones, problemas nutricionales y otros problemas. Es aconsejable consultar con el médico si las uñas desarrollan hoyos, estrías, líneas, cambios en el contorno u otros cambios.

ÓRGANOS DE LOS SENTIDOS

Audición

Con el envejecimiento, las estructuras auditivas se deterioran; el tímpano con frecuencia se hace más grueso y los huesecillos del oído interno y otras estructuras se afectan, y con frecuencia se hace cada vez más difícil conservar el equilibrio.

La audición puede declinar levemente, especialmente para los sonidos de alta frecuencia y en particular en personas que han estado expuestas a mucho ruido en sus años juveniles. Esta pérdida de audición relacionada con la edad se denomina presbiacusia.

La agudeza de la audición puede declinar levemente, comenzando alrededor de los 50 años, debido posiblemente a cambios en el nervio auditivo. Además, el cerebro puede tener una disminución leve de la capacidad para procesar o "traducir" los sonidos en información significativa. Otra causa común de problemas auditivos que se presenta regularmente con el envejecimiento es la impactación de cera en el oído (tapón).

El ruido auditivo anormal persistente (tinnitus) es otro problema común de la audición, especialmente para adultos mayores.

Visión

Algunos cambios oculares relacionados con el envejecimiento pueden comenzar incluso a la edad de 30 años. Los ojos envejecidos producen menos lágrimas y su sequedad puede ser muy incómoda, para lo cual muchas personas encuentran alivio usando soluciones de gotas oftálmicas o "lágrimas artificiales".

Todas las estructuras del ojo cambian con el envejecimiento:

La *córnea* se hace menos sensible de modo que las lesiones pueden pasar inadvertidas.

El tamaño de la *pupila* disminuye hacia los 60 años de edad a 1/3 del tamaño que tenía a los 20 años de edad y además puede ser más lenta para cambiar de tamaño en respuesta a la oscuridad o la luz brillante.

El *cristalino* se vuelve amarillento, menos flexible y levemente opaco (catarata).

Las almohadillas de grasa que soportan el ojo se reducen y el ojo se "hunde" en la órbita.

Los músculos oculares se hacen menos capaces de rotar completamente el ojo.

A medida que la persona envejece, la *agudeza visual* puede disminuir gradualmente. Las gafas o las lentes de contacto pueden ayudar a corregir los cambios de visión relacionados con la edad y finalmente se pueden necesitar lentes bifocales o progresivas. Casi toda persona mayor de 55 años necesita gafas al menos una parte del tiempo, sin embargo, la cantidad de cambio no es universal: únicamente del 15 a 20% de las personas de edad avanzada presentan una visión tan deteriorada que pueda afectar su capacidad para conducir y sólo el 5% son incapaces de leer. El problema más común es la dificultad para acomodar el ojo para enfocar objetos cercanos (presbicia).

Es posible que la persona sea menos capaz de tolerar el resplandor y note que tiene más problemas para adaptarse a la oscuridad o la luz brillante. De hecho, muchas personas de edad avanzada observan que mientras su visión es lo suficientemente buena para conducir durante el día, deben renunciar a realizar esta actividad durante la noche debido a estos 2 problemas; al igual que sucede con el resplandor de los pisos brillantes en un salón iluminado que puede hacer difícil la movilización en su interior. De hecho, una notoria dificultad para conducir de noche puede ser el primer signo de cataratas.

Para personas de todas las edades es más difícil diferenciar azules y verdes entre sí que diferenciar rojos y amarillos, lo cual se va volviendo más pronunciado con el envejecimiento. A medida que aumenta la edad, el uso de muchos colores cálidos contrastantes (amarillo, naranja y rojo) puede mejorar la capacidad de la persona para indicar donde están las cosas y hacer más fácil llevar a cabo las actividades diarias. En muchos casos, se ha observado que mantener una luz roja en los recintos oscurecidos (tales como el vestíbulo o el baño) hace más fácil la visión que mantener una "luz nocturna normal" encendida.

Con el envejecimiento, el líquido interior del ojo puede cambiar. Unas partículas pequeñas pueden crear "manchas" en la visión que, aunque son molestas, no son indicadores de una condición peligrosa y generalmente no disminuyen la visión.

Cuando se examinan los ojos de la persona de edad avanzada, se puede presentar incapacidad para mover el ojo en todas las direcciones; la mirada hacia arriba puede estar limitada y el área en la cual se pueden ver los objetos (campo visual) se reduce. Es común que se presente la reducción de la visión periférica que puede limitar la interacción social y las actividades.

Es posible que las personas de edad avanzada no se puedan comunicar con personas que se sientan a su lado porque no las pueden ver. Es posible que la persona derrame las comidas y bebidas, y que conducir un vehículo se puede convertir en una actividad peligrosa.

Gusto y olfato

Los cambios en el gusto y el olfato por envejecimiento no se han demostrado definitivamente, aunque existe evidencia de que el envejecimiento normal disminuye la capacidad de estos dos sentidos. El número de ***papilas gustativas*** disminuye, comenzando alrededor de los 40 a 50 años de edad en las mujeres y 50 a

60 años de edad en los hombres. Cada papila gustativa restante también comienza a perder masa (atrofia).

La sensibilidad a las 4 sensaciones gustativas no parece disminuir hasta después de la edad de 60 años, si es que sucede. En caso de perderse la sensibilidad gustativa, generalmente se pierden primero los sabores salado y dulce, y los sabores amargo y ácido permanecen un poco más tiempo. Adicionalmente, con el envejecimiento la boca produce menos *saliva* lo que ocasiona sequedad en la boca, dificultando más la deglución y haciendo el proceso de la digestión un poco menos eficiente, con lo cual se pueden incrementar los problemas dentales.

El sentido del *olfato* puede disminuir, especialmente después de la edad de 70 años y estar relacionado con la pérdida de terminaciones nerviosas en la nariz.

Los estudios acerca de la causa de la disminución de los sentidos del gusto y el olfato con el envejecimiento han presentado resultados controvertidos. De hecho, algunos estudios han indicado que el envejecimiento normal por sí solo produce muy pocos cambios en el gusto y el olfato y que más bien las alteraciones pueden estar relacionadas con enfermedades, el cigarrillo y otras exposiciones ambientales a lo largo de la vida.

Sin importar la causa, la disminución del gusto y el olfato puede reducir el interés y el placer al comer. Algunas personas pueden descuidar su higiene personal cuando se disminuye el sentido del olfato y disfrutar menos del medio ambiente. Algunas veces, la introducción de cambios en la forma de preparar los alimentos puede ser de gran ayuda, como por ejemplo hacer un cambio en los condimentos que se usan.

Para algunas personas se incrementa el riesgo de asfixia debido a que no pueden detectar el olor del gas (de la estufa, horno u otro aparato).

Tacto y dolor

Muchos estudios han demostrado que, con el envejecimiento, la persona puede presentar una reducción o un cambio en las sensaciones de dolor, vibración, frío, calor, presión y contacto.

Es difícil diferenciar si estos cambios están relacionados con el envejecimiento en sí mismo o con los trastornos que se presentan con más frecuencia en la edad avanzada.

Es posible que algunos de los cambios "normales" del envejecimiento sean producidos por la disminución del flujo sanguíneo a los receptores del "tacto" o al cerebro y la médula espinal.

En cuanto a la disminución de la **sensibilidad térmica**, la persona puede notar que es más difícil, por ejemplo, establecer la diferencia entre fresco y frío, lo cual incrementa el riesgo de lesiones por congelación, hipotermia y quemaduras.

La reducción de la capacidad para detectar la vibración, el contacto y la presión aumenta el riesgo de lesiones, incluyendo úlceras por presión. Después de la edad de 50 años, muchas personas presentan una reducción de la sensibilidad al dolor. Es probable que se presenten problemas con la marcha debido a la reducción de la capacidad para percibir la "posición del cuerpo" en relación con el suelo.

Para aumentar la seguridad, se recomienda tener en cuenta los cambios en las sensaciones relacionadas con el tacto. Por ejemplo, se debe limitar la temperatura máxima del agua en la casa con un regulador en el calentador de agua para disminuir el riesgo de quemaduras, al igual que observar el termómetro para decidir cómo vestirse en vez de esperar hasta que la persona se sienta recalentada o congelada. Se debe revisar la piel en busca de lesiones y tratarlas en caso de encontrar alguna. No se debe asumir que simplemente debido a que un área no presenta dolor, la lesión no es significativa.

Capítulo IV

Cambios psicológicos y emocionales en el anciano

La modificación en las funciones cognitivas (inteligencia, memoria, capacidad de resolución de problemas, creatividad) durante el envejecimiento, es uno de los aspectos que la persona suele vivir como una gran amenaza para su bienestar, e incluso para su integridad como persona. Muchas personas ancianas, por ejemplo,

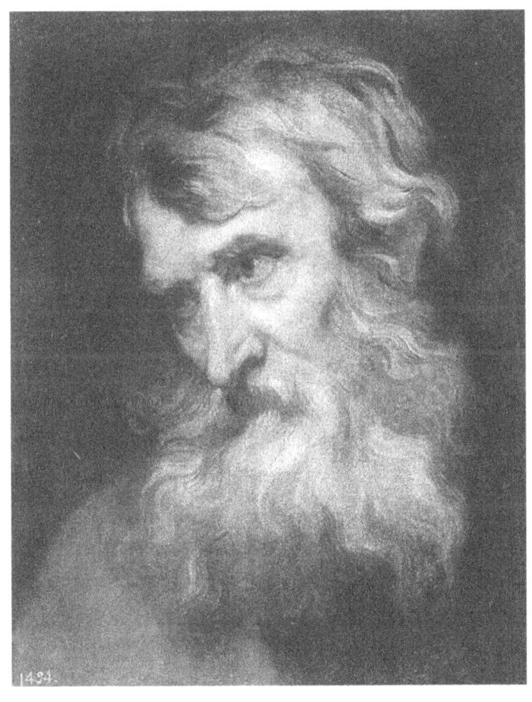

toleran peor la falta de relación familiar que un determinado proceso de enfermedad o sienten la pérdida de memoria con mayor angustia que un dolor crónico.

La evaluación del funcionamiento cognitivo es compleja y depende de dos condiciones:

1- La interpretación de las capacidades cognitivas es subjetiva, difíciles de cuantificar.

2- Las personas ancianas están poco familiarizadas con el uso de los instrumentos de valoración de las habilidades intelectuales.

Además, los componentes de la inteligencia humana (percepción, razonamiento, abstracción, formación de conceptos y resolución de problemas) están influenciados por múltiples aspectos:

Educacionales
Personales
Culturales
Del propio entorno que rodea a la persona.

Por todo ello, las manifestaciones en el comportamiento individual son diferentes para cada persona, así como las respuestas a las situaciones de cambio.

INTELIGENCIA

La edad, por sí sola, no parece ser un factor que modifique de forma apreciable el uso de las facultades mentales, aunque las personas mayores suelen utilizar los conocimientos adquiridos durante su vida para compensar la lentitud de respuesta a distintos estímulos. Además, se puede percibir una mejora en las cualidades puramente artísticas, mientras que las materias científicas exactas, en las cuales la memoria es decisiva, suelen quedar muy mermadas.

El enlentecimiento de las capacidades intelectuales es el factor clave que debemos tener en cuenta al evaluar los cambios psíquicos. Su traducción en el comportamiento individual se caracteriza por:

Fatiga intelectual
Pérdida e interés
Pérdida de atención y/o dificultad para la concentración.

A menudo, este cambio de ritmo no es más que un reflejo del enlentecimiento que sufre el organismo en general, por tanto, si consideramos que la persona anciana precisará invertir mayor cantidad de energía para adaptarse a las diferentes situaciones que le plantea su proceso de envejecimiento, podremos entender la naturaleza de sus respuestas. Lo importante, es darse cuenta que la inteligencia no es única, ni solamente asociada a la lógica física o las matemáticas, y que se manifiesta de dos maneras básicas:

1- La inteligencia fluida no guarda relación con el aprendizaje ni la memoria, sino con el entendimiento de lo aprendido. En ella se sitúa la creatividad, el comportamiento innovador y permite al individuo la resolución de problemas nuevos. Este tipo no suele quedar mermado con el paso de los años.

2- La inteligencia cristalizada se relaciona con la experiencia y la reflexión. Está vinculada a los aspectos culturales, educacionales y de experimentación. Permite al individuo dar respuesta a los problemas utilizando las estrategias aplicadas a la resolución de situaciones ya vividas.

En base a estas definiciones podemos deducir que la inteligencia fluida, que depende de la capacidad de adaptarse rápida y eficazmente a situaciones nuevas, estará disminuida, mientras que la inteligencia cristalizada se mantendrá igual e incluso aumentará, al estar directamente relacionada con la experiencia.

MEMORIA

La pérdida de la memoria reciente es el signo más característico de los cambios psíquicos durante el envejecimiento. A la persona le resulta difícil evocar sucesos recientes y sufre además pequeños olvidos. Existen diferentes factores que se interrelacionan con esta pérdida de memoria, aunque no se conocen las causas exactas. Estos factores son:

Cambios neurológicos y circulatorios que afectan a la función cerebral.
La oxigenación y la nutrición celular.
La falta de motivación y la pérdida de interés por el entorno.
Los sentimientos de impotencia.
Los estados depresivos.

Las personas ancianas refieren dificultad para retener informaciones poco significativas, sobre todo si en el momento de recibir la información tienen su atención puesta en alguna otra actividad. También tienen problemas a la hora de organizar la información recibida, así como para sintetizarla o resumirla.

La memoria a largo plazo, o memoria remota, normalmente está bien conservada. Los ancianos recuerdan situaciones y hechos antiguos. Son capaces de recordar con detalle hechos que tuvieron lugar en otra época de su vida y que para ellos fue significativa. La memoria remota permite recordar y conservar el vocabulario, las experiencias, los recuerdos y mucha más información útil sobre el mundo que les rodea y sobre sí mismos.

No debemos olvidar que la memoria sola no tiene ningún significado si no va acompañada del mantenimiento adecuado de la actividad mental. Se pueden utilizar medios de sencillo uso como listas, agendas, notas, calendarios, etc., para que las personas mayores puedan recordar mejor sus ocupaciones, actividades o responsabilidades y que ello no represente para ellos grandes inconvenientes. En resumen, mantener activa la mente del anciano mediante ejercicios, manualidades, juegos o aprendizaje cultural, es imprescindible.

Resolución de problemas y creatividad

La capacidad para la resolución de problemas en el anciano se va a ver dificultada por una serie de factores:

Dificultad en la organización de la información.
La rigidez de pensamiento.
La prudencia a la hora de tomar decisiones.

Si una situación determinada es poco precisa, la decisión a tomar se hace difícil y la capacidad para resolverla disminuye. El tiempo es, en la mayoría de los casos, el responsable de las limitaciones en las respuestas del anciano. Sin embargo, sus soluciones suelen ser mucho más valiosas y elaboradas cuando ponen en práctica sus experiencias vividas y sus conocimientos.

La creatividad es difícil de medir ya que está íntimamente relacionada con lo cognitivo (conocimientos) y con la afectividad (emociones). No hay límites de edad en la creatividad, ni tampoco está reservada a unos cuantos elegidos. Las personas mayores pueden descubrir su potencial creativo a través de nuevas experiencias o nuevas actividades y, además, harán que se sientan reconocidos por la sociedad.

Modificación en la afectividad

La mayoría de las personas ancianas han adquirido una madurez emocional a través de las experiencias vividas, lo que le permite responder a situaciones de pérdidas afectivas. Sin embargo es su estado de salud física y mental, así como la calidez u hostilidad del medio en el que viven, los que influirán en cómo expresan su emotividad (emociones).

Motivación

La motivación representa el impulso generador de actividades dirigidas a la satisfacción de un objetivo en concreto. No podemos esperar que las personas mayores dediquen las 24 horas del día a las mismas actividades que otras personas más jóvenes, pero sí debemos procurar que las que realizan sean satisfactorias, les hagan sentir útiles y que participan en la sociedad. Los centros cívicos, las asociaciones, el voluntariado, etc., son recursos hacia los que hay que dirigir a las personas mayores que lo necesiten.

PERSONALIDAD

Suele afirmarse que los rasgos de la personalidad del individuo se acentúan con la edad. Ciertamente el individuo no suele presentar cambios espectaculares en su personalidad, aunque sí realiza ciertos ajustes según las circunstancias vitales. Así, la personalidad puede verse afectada por diversos factores:

Estado de salud.
Entorno familiar.
Pérdidas afectivas.
Experiencias.
Situación de vida.

Los análisis de diferentes personalidades referidas a personas mayores hacen referencia a la adaptación al envejecimiento. De esta manera, se identifican personalidades "adaptadas" y personalidades "mal adaptadas".

Entre las primeras estarían los ancianos realistas, contentos de vivir esta etapa de su vida de forma satisfactoria, que se mantienen activos e interesados por todo lo que les rodea. En esta categoría se encuentran también los que, siendo más pasivos que los anteriores, están contentos de ser jubilados y de no tener ninguna obligación con la sociedad. O los que son estrictos consigo mismo, que han antepuesto el deber al placer, y que creen que serán vulnerables en el momento en que cese su actividad.

Entre las segundas, las mal adaptadas, identificaríamos a las personas coléricas, negativas y hostiles, que siempre están descontentas, que no aceptan envejecer y que tienen miedo a morir. O aquellos cuyo balance de vida es negativo, se sienten culpables de todo y consideran la muerte como única salida a su situación de vida desagradable.

CAMBIOS EN LA CONSIDERACIÓN Y SITUACIÓN SOCIAL

Los cambios sociales que se producen durante el envejecimiento se refieren principalmente al cambio de rol del anciano, tanto en el ámbito individual como en el marco de la propia comunidad. Asimismo, considera las diferencias generacionales existentes a nivel de comportamiento social y la dificultad de adaptación e integración que suele presentar la persona anciana ante estos cambios.

Cada etapa del desarrollo individual tiene su importancia. En el anciano este desarrollo está en relación a unos factores que cada individuo experimenta de una forma y en un tiempo determinado. Estos factores están ligados a la propia vivencia de su envejecimiento y a la capacidad para aceptar los cambios que se producen y adaptarse a ellos. El anciano debe ser consciente de sus limitaciones para poder establecer planes de vida satisfactorios. No obstante, el "complejo de anciano" es también un factor negativo para la felicidad, en el sentido de creer que ya le están vedadas la mayoría de las actividades propias de las personas más jóvenes. Es mejor "presumir" de ser anciano, a pedir disculpas por serlo.

Desde el punto de vista del trabajo del personal de Enfermería, la "colectivización" de los cuidados afecta de manera negativa en el anciano, ya que no estaríamos fomentando su independencia. Además podemos crear en el anciano problemas de aislamiento social, pérdida de autoestima, daño emocional, etc. Por ello se plantean los cambios sociales desde dos perspectivas:

El cambio de rol individual, del propio hombre como ser social relegado en la mayoría de los casos a un segundo plano.

El cambio de rol de los ancianos como grupo integrante de una sociedad determinada y los problemas derivados de la no integración.

La conclusión es que a los ancianos se les aparta injustamente de la sociedad activa; ellos no se apartan y desean ser útiles.

CAMBIO EN EL ROL INDIVIDUAL

Aunque los límites de la extensión de rol (papel que desempeña) individual son difíciles de medir, a grandes rasgos los cambios en su dinámica se plantean desde tres dimensiones:

Como "individuo único", capaz de decidir, con opiniones, creencias y valores propios; con una historia personal e influido por el medio externo y con una concepción especial de la vida y de la muerte.

Como "integrante de un grupo familiar", sus relaciones con él y el relevo de su papel en el seno de la familia.

Como "persona receptora y donante de afecto", capaz de afrontar las pérdidas.

EL ANCIANO COMO INDIVIDUO ÚNICO

En la última etapa de la vida de las personas se hace patente la conciencia de que la muerte está más cerca y es previsible que ocurra en un futuro más o menos cercano. La concepción de la vida y de la muerte adquiere en este momento un nuevo sentido. La respuesta individual del anciano frente a la vida y la muerte está condicionada por una serie de factores:

Creencias religiosas.
Cultura.
Factores educacionales.

Las propias experiencias sobre la muerte vividas a lo largo de su existencia.

El estado de salud en que se encuentre.

El temor y la angustia que rodean la muerte, y que el anciano suele verbalizar de modo general, están ligados a la imagen que cada individuo tiene de este hecho, siendo la soledad, la oscuridad y el sufrimiento los componentes que más le preocupan.

La ancianidad es también el momento en el que las personas necesitan asumir su existencia pasada y efectuar una revisión de su vida, ya que cada uno de nosotros necesita saber que ha conocido momentos "épicos" en los que afrontó con valor ciertas dificultades: y como en todo relato, unos los embellecen y adornan un poco, mientras que los peores los llenan de lágrimas. Algunos repiten siempre las mismas historias, normalmente las que más orgullo les produce, mientras que otros se recrean una y otra vez en los momentos tristes.

Remover los recuerdos no es siempre experimentar nostalgia. Puede ser, por el contrario, una reconciliación con la vida pasada, apreciando todo su contenido de gozo y de alegría y tratando de asumir mejor, con la distancia y la perspectiva que permite la edad, las desgracias y las penas, tratando de dominarlas mejor.

EL ANCIANO COMO INTEGRANTE DE UN GRUPO FAMILIAR

El envejecimiento transforma el rol del individuo en el seno familiar. Las relaciones familiares cambian. El anciano no suele vivir con sus hijos y nietos, ya que ni las características de la estructura familiar ni los problemas de espacio en las viviendas lo facilitan. Este fenómeno es más habitual en las zonas urbanas que en las rurales.

Las relaciones entre el anciano, sus hijos y sus nietos pasan, en general, por dos etapas diferentes:

Cuando el anciano es independiente y no tiene problemas de salud, es una ayuda para la familia, participa en las tareas del hogar y se encarga del cuidado de los nietos, con los que establece unas relaciones de complicidad.

En el momento en que aparecen problemas de salud y de dependencia, las relaciones suelen invertirse: el anciano pasa de proporcionar ayuda a recibirla, de cuidar a ser cuidado, perdiendo peso específico dentro de la familia. Entonces siente que sus opiniones y decisiones no tienen tanto valor lo que le genera sentimientos de rechazo, inutilidad y abandono.

EL ANCIANO COMO PERSONA CAPAZ DE AFRONTAR LAS PÉRDIDAS

La senectud es una etapa de la vida caracterizada fundamentalmente por las pérdidas (pérdida de facultades físicas, pérdidas afectivas, pérdidas económicas, etc.). Todas estas pérdidas van acompañadas de una serie de sentimientos como tristeza, pesar o dolor, y de una serie de reacciones tanto emotivas como de comportamiento de "duelo". La pérdida afectiva, especialmente relacionada con el cónyuge, es la que adquiere mayor trascendencia.

Las pérdidas afectivas van acompañadas de una gran tensión emocional y de un sentimiento de soledad. Pasa por períodos de pena y de dolor, y por períodos de remordimiento alternativamente unidos a reacciones de cólera o ira, tanto dirigidas hacia el desaparecido por haberlo abandonado, como hacia las personas que le rodean para desplazar sus sentimientos y frustración. Estas pérdidas llevan consigo grandes cambios en su vida cotidiana como cambios de domicilio, nuevas responsabilidades, etc.

De estas vivencias, la consecuencia que ocasiona más problemas es la soledad. Este sentimiento es muy difícil de superar. Por ello, algunos ancianos deciden formar nuevas parejas, ya que las necesidades emocionales necesitan la misma atención que en otras etapas de la vida. La sociedad, y en particular, la familia, suelen poner reparos a estas nuevas uniones, porque no se entiende que el anciano tenga sentimientos y necesite compartir sus emociones y estar acompañado. Si, además, decide compartir sus bienes y hasta modificar su testamento a favor de la nueva pareja, las reacciones familiares suelen ser hostiles. Se le exige soledad hasta el fin de los días y que solamente ría con su familia, si es que dispone de ella.

CAMBIO DE ROL EN LA COMUNIDAD

La contribución individual del hombre al grupo de pertenencia puede tener amplias perspectivas; sin embargo, la sociedad en general valora tan sólo al hombre activo, al que aporta trabajo y genera riqueza. No obstante, hay que considerar que los ancianos que ya han cumplido con su etapa productiva todavía tienen posibilidades de aportar conocimientos y de realizar tareas de ayuda comunitaria. La dimensión del papel del individuo, dentro de la comunidad, gira entorno a dos grandes ejes:

La actividad laboral.
La actividad social.

Estas actividades se caracterizan por la participación en las tareas comunitarias. El hecho de envejecer modifica el rol que se ha desarrollado, pero no de forma individual, sino en el momento que la sociedad lo incluye dentro del grupo de ancianos, aproximadamente a los 65 años.

ROL SOCIAL

El modelo de sociedad un tanto rígida e inamovible de principios del siglo XX ha sido sustituido por la libre elección de la pertenencia al grupo. La búsqueda de identidad individual se planta ahora sobre la base de la comparación con los demás, con lo que resulta inevitable pertenecer a un grupo determinado. Los cambios sociales producen en el anciano la sensación de no pertenencia al grupo escogido, al tiempo que el joven no es capaz de integrarlo en su grupo. Las costumbres, el estilo de vida y la concepción de la propia existencia separan las generaciones e inciden negativamente en el mutuo reconocimiento de los individuos que las componen.

Como consecuencia de este rechazo, se da la proliferación de grupos paralelos formados únicamente por ancianos, lo que provoca un mayor distanciamiento intergeneracional. Estos grupos quieren hacer oír su opinión, reclamando un mayor protagonismo social y debatir su forma de aportar algo a la sociedad y de canalizar el gran potencial que poseen.

LA JUBILACIÓN

En el rol laboral, el gran cambio viene dado por el momento de la jubilación, esta nueva situación comporta para el anciano, en ocasiones, una serie de consecuencias negativas que es necesario analizar para poder evitarlas.

La jubilación es la situación de una persona que tiene derecho a una remuneración o pensión, después de haber cesado total o parcialmente en su profesión u oficio. Es un permiso social para desligarse del trabajo, que se obtiene por el hecho de haber cumplido una edad previamente reglamentada o unos años de trabajo preestablecidos.

En todos los países se ha dado prioridad al aspecto económico, sin tener en cuenta los aspectos físicos, psicológicos y sociales que comporta el hecho de la jubilación, ni al difícil proceso de adaptación por el que pasan algunas personas. La adaptación es difícil porque la vida social y sus valores están orientados en torno a la actividad y al trabajo que se realiza, de modo que estos proporcionan y condicionan, en la mayoría de las ocasiones, la personalidad, las relaciones y el "rol social". Esta pérdida de rol lleva consigo una serie de consecuencias que repercuten en la situación económica e incluso en la salud física y psíquica.

Las relaciones sociales se reducen de forma importante al dejar el ambiente laboral; los recursos económicos disminuyen en casi todos los casos, siendo en general insuficientes; el exceso de tiempo libre exige una reorganización de la vida cotidiana y una utilización de los recursos personales y culturales para evitar la angustiosa que produce el "no tener nada que hacer". Además, esta etapa coincide con la pérdida de los seres queridos, y la marcha de los hijos para crear su propia familia. Las mujeres, al sentirse útiles en el hogar, suelen acusar menos este cambio.

Diferentes gerontólogos han realizado estudios para medir el impacto que produce la jubilación. Se han descrito tres rupturas fundamentales:

La primera, la constituye la desvalorización que supone el cese del trabajo como una situación injusta de identidad social y de crisis de personalidad.

La segunda, el contar con un excesivo tiempo libre que en muchos casos es difícil de emplear.

La tercera, la ausencia de socialización en esta nueva etapa.

En esta línea también se han descrito repercusiones sobre la salud, como perturbaciones emocionales, por estados depresivos y ansiedad, acompañadas de astenia (cansancio), falta de sueño, y manifestaciones hipocondríacas que pueden influir en la aparición de otro tipo de enfermedades. Por el contrario, otras teorías mantienen que el empleo del tiempo libre en la jubilación puede constituir satisfacciones personales que evitan que se produzca esta situación de crisis y de falta de identidad. Que el paso a la jubilación sea satisfactorio o no dependerá de la preparación y de la familiarización del individuo con todo lo que conlleve esta nueva etapa.

Ante las consecuencias descritas anteriormente, en algunos países desarrollados se están realizando programas de preparación para la jubilación. Los programas que se desarrollarán deben ser impartidos por un equipo multidisciplinar. Los grupos deben ser reducidos en cuanto a número de participantes, con el objeto de favorecer la participación y el intercambio de opiniones. Previamente al diseño del curso, se requiere conocer las características socioculturales del grupo para que su resultado sea más efectivo y realista. Por desgracia, estos cursos están impartidos por personas muy jóvenes, muy entusiastas, pero que no logran conectar totalmente con los ancianos, pues sus necesidades y sentimientos son diferentes. ¿Hay alguna razón para no buscar como monitores a jubilados vivaces y debidamente preparados académicamente?

Los tres objetivos básicos de los cursos que preparan para una mejor adaptación a la jubilación deben ser:

Cómo proyectar el futuro financiero.
Cómo ocupar el tiempo libre.
Conocimiento de las alteraciones y/o problemas de salud que se puedan presentar con la edad.

DIFERENTES PERSONALIDADES

Adaptados

Maduros
    a) Están integrados en el medio en que viven.
b) Controlan sus impulsos.
c) Son activos.
d) Están contentos de su vida y de si mismos.

Rígidos
a) Actitud para afrontar el miedo a su dependencia.
b) Cumplen sus obligaciones.
c) Están satisfechos de su pasado.
d) No les gusta que se entrometan en su vida ni en sus cosas.

Caseros
a) Son pasivos y dependientes.
b) Celebran estar jubilados.
d) Socialmente son poco activos.

e) No tienen ninguna satisfacción de su trabajo anterior.

f) Se adaptan bien a la vejez.

g) Suelen ser indulgentes.

Inadaptados

Irritables

a) Son gruñones, cascarrabias.

b) Suelen estar frustrados.

c) Desconfiados, normalmente.

d) No están satisfechos de su trabajo anterior.

e) Se sienten incómodos en su nueva situación.

f) Ven la vejez sin futuro.

g) Generalmente están arrepentidos de su pasado.

Introvertidos

a) Pueden estar bien o mal adaptados.

b) Apegados a sus valores, ideas y pertenencias.

c) Suelen ser taciturnos, sobrios y tímidos.

Perturbados

a) Son irritables.

b) Tienen perturbadas las relaciones sociales.

c) No presentan trastorno mental.

d) Suelen causar conflictos familiares y con su entorno.

Otras conductas habituales

a) Comportamiento contradictorio: No aceptan propuestas para combatir la soledad, cuando a la vez la temen.

b) Emociones: Lloran y se entristecen fácilmente.

c) Tenacidad: Repiten constantemente cosas coherentes.

d) Quejas continuas: Sobre su salud, su familia, su entorno etc.

e) Tóxico-adictos: Dependencia de ciertos fármacos como laxantes, hipnóticos, ansiolíticos.

f) Regresión de la libido: Disminución del deseo sexual.

g) Desinterés por las comidas, aumento de la pereza etc.

h) Aumenta la necesidad de ser amado.

i) Tendencia a guardar cosas: alimentos, objetos, recuerdos etc.

j) Agresividad: actitud para buscar la adaptación.

Aumenta el interés hacia si mismo

El anciano se vuelve hipocondríaco, escucha su cuerpo, lo observa y espera de los demás lo mismo. Exige que lo escuchen. Adopta una actitud egoísta.

Interés por lo cercano

El anciano da prioridad a las cosas y relaciones cercanas. Busca lo conocido, lo cercano y lo seguro, tanto a nivel físico como psíquico.

Su habitación es para él un mundo conocido y seguro, lo mismo pasa con la gente de su entorno, precisa del afecto de sus seres queridos y rechaza nuevas amistades.

Valoración del pasado

Para el anciano el pasado es un punto de referencia constante. Tiene que hablar siempre de sus experiencias, pocas veces del presente y poquísimas del futuro.

El anciano ante su situación de progresiva dependencia encuentra satisfacción al rememorar tiempos pasados. El interlocutor podrá calificar de pesado, al anciano, cuando continuamente está hablando de su pasado.

Capítulo V

ALIMENTACIÓN Y NUTRICIÓN

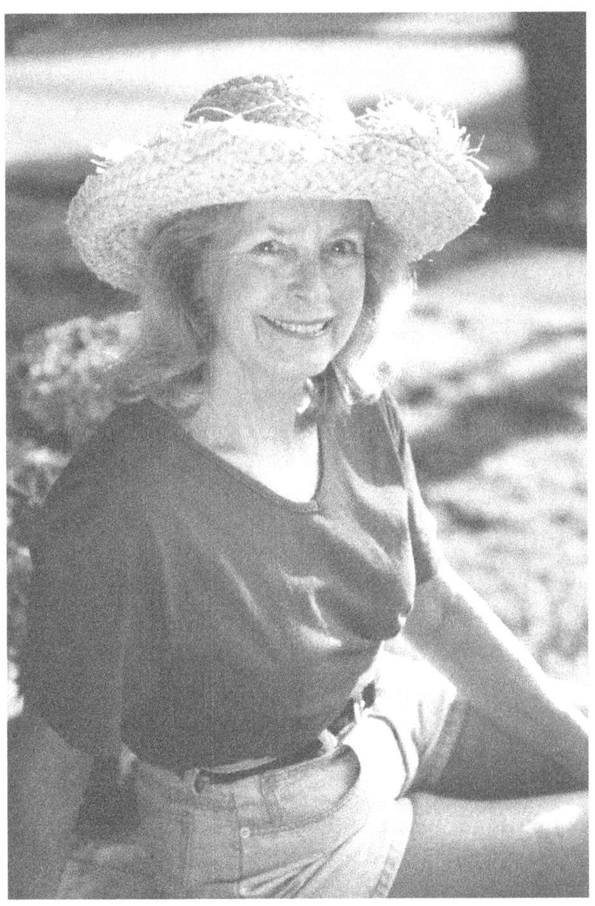

La nutrición es el mecanismo mediante el cual el organismo incorpora los elementos necesarios para su óptimo funcionamiento, tales como crecimiento, desarrollo, mantenimiento, reparación, etc. Este mecanismo parte de la ingestión de los diferentes nutrientes a través de la alimentación. Aunque es un acto voluntario, el organismo dispone de mecanismos para forzar la ingestión de alimentos si las necesidades así lo requieren. Apetito y hambre, sin embargo, son señales corporales que suelen confundirse, siendo la primera una sensación que depende del olor, color, sabor y presentación de los alimentos, más que de cubrir una demanda energética.

El requerimiento nutricional es la cantidad mínima de energía calórica, principios inmediatos (proteínas, hidratos de carbono y lípidos), agua, vitaminas y oligoelementos necesarios para el desarrollo y funcionamiento normal del organismo. No obstante, esto tendrá un valor individual de acuerdo a cada sujeto, edad, sexo, contextura física, condición biológica o patológica, actividad física, etc.

El gasto energético basal, conocido comúnmente como metabolismo basal, es la cantidad de calorías mínimas que el organismo necesita, estando en reposo, para funcionar. Por debajo de esta cifra, estimada en 1.800 calorías, existe el peligro de enfermar si se mantiene durante varios días.

NUTRIENTES BÁSICOS

Aunque ahora estableceremos los diferentes componentes de la dieta, hay cuatro elementos que sin ellos no es posible la vida:

Aire (Nitrógeno y oxígeno)
Agua (Hidrógeno y oxígeno)
Sal (Sodio)
Azúcar (Glucosa)

En cuanto a la dieta se refiere, los alimentos deben contener cantidades equilibradas y personalizadas de:

Hidratos de Carbono: Los hidratos de carbono (glúcidos o carbohidratos), son nutrientes compuestos por átomos de carbono, hidrógeno y oxígeno, clasificándose más acertadamente como simples o complejos. Los simples casi no tienen que ser digeridos para poder ser asimilados y se absorben con rapidez, pero los niveles en sangre decaen con la misma rapidez. Son la sacarosa, lactosa, glucosa y fructosa. Los hidratos de carbono complejos se tienen que fragmentar previamente para su absorción, como por ejemplo el pan o las patatas. Sus funciones son: aporte de energía, reserva de energía (glucógeno) y aporte de fibra alimentaria.

Las necesidades de hidratos de carbono del anciano son entre un 60 y un 65% del contenido energético total.

Proteínas: Las proteínas son compuestos nitrogenados compuestos por aminoácidos, siendo su principal función la formación y mantenimiento de las estructuras internas del organismo. Reparan también las partes dañadas o gastadas, especialmente del tejido muscular y la sangre. La cantidad adecuada de proteínas está en el 20 o 25% de lo que consumimos diariamente, preferentemente de aquellas que tengan mayor cantidad de aminoácidos disponibles. En este sentido, el pescado y los huevos, además de las legumbres con hortalizas o tubérculos, lo mismo que los cereales mezclados, superan con diferencia a los alimentos cárnicos.

Lípidos: son los elementos grasos de la alimentación. Están formados por ácidos grasos y se clasifican en triglicéridos, fosfolípidos y colesterol, constituyendo el material de reserva energético, transporte de vitaminas liposolubles (A, D, E, K), protección frente al frío, etc. El consumo graso total en sujetos de edad avanzada no debe constituir nunca más del 20%, preferentemente en ácidos grasos monoinsaturados y poliinsaturados. Se encuentran en los aceites de semillas, el pescado azul, la soja y los frutos secos.

Agua: se debe recordar que el mecanismo de la sed está alterado en los ancianos por lo que la ingesta de agua es habitualmente menor. El requerimiento mínimo diario, en un anciano sano, no debe ser inferior a 1.500 cc (2.000 cc en verano) distribuido en alimentos y agua en distintas combinaciones. Las verduras y las frutas son la mejor fuente de agua alimentaria disponible.

Vitaminas: son sustancias indispensables para la vida y como el organismo no puede sintetizarlas, deben ser tomadas con la alimentación. Las vitaminas hidrosolubles son aquellas vitaminas que son solubles en agua (B y C), y las liposolubles en grasas (A, D, E y K).

Minerales y Oligoelementos: los llamados macro elementos se encuentran en el organismo en cantidad considerable (Sodio, Potasio, Calcio, Fósforo, Cloro, Magnesio y Hierro), mientras que los oligoelementos se encuentran en muy pequeñas cantidades en el cuerpo. La cantidad no determina su importancia y ambos son imprescindibles para la vida.

VALORACIÓN NUTRICIONAL EN EL ANCIANO

El objetivo de la valoración nutricional en el anciano es identificar las causas, iniciar tratamiento y evitar las consecuencias de la malnutrición o el riesgo de padecerla y realizar una adecuada intervención nutricional, individualizada, dirigida a corregir las carencias y mejorar las posibles enfermedades que se puedan asociar. En este sentido, es más frecuente la desnutrición parcial de un anciano que un estado nutricional óptimo, pues con frecuencia el apetito se hace caprichoso, la dentadura dificulta la adecuada masticación, y la soledad familiar no les motiva a comer con placer.

Hay que tener en cuenta:

La duración de las enfermedades.

La pérdida o aumento de peso durante un periodo de tiempo.

El consumo de medicamentos, especialmente antibióticos y diuréticos.

La pérdida de la masa muscular, mucho más importante que la ósea.

La disminución notoria de la talla.

Los indicadores bioquímicos que nos muestran malnutrición:

La *albúmina* es el indicador más utilizado habitualmente. No obstante, tiene dos inconvenientes: por un lado tiene una larga vida media de aproximadamente 20 días, que hace difícil su utilización en alteraciones nutricionales en periodos cortos de tiempo; y por otro lado es un indicador muy susceptible a alterarse frente a diversas enfermedades como insuficiencia cardiaca, renal, hepática, traumatismo, etc.

La *transferrina* resulta más eficaz al tener una vida media de unos 8 días, pero en este caso sus valores también cambian frente a anemia, inflamación crónica, etc.

La *prealbúmina* es el indicador más fiable al tener una vida corta de 2-3 días, y por lo tanto, ser el más sensible para valoración de cambios nutricionales recientes.

Otros parámetros bioquímicos interesantes son: la glucosa, la fosfatasa alcalina, el hematocrito, la hemoglobina, el volumen corpuscular medio, los linfocitos o los estudios de orina.

CAUSAS FRECUENTES DE DESNUTRICIÓN

La desnutrición es una enfermedad provocada por múltiples causas que van desde una alimentación incompleta y deficiente, hasta una consecuencia de enfermedades graves tanto del intestino como del organismo en general. En ellas existe una carencia de uno o más nutrientes, sea de proteínas, grasas, hidratos de carbono o azúcares, vitaminas o minerales.

Un estado nutricional deficiente constituye un importante factor desfavorable para el anciano, debido a que puede empeorar el estado de la persona cuando se suma a otra enfermedad crónica que también padezca el anciano. También puede alterar el pronóstico en el curso de patologías agudas. Se sabe que en los ancianos existe una relación recíproca entre nutrición y enfermedad; así por ejemplo, enferman más los ancianos desnutridos y se desnutren más los ancianos enfermos. Por otra parte, un estado nutricional adecuado contribuye positivamente al mantenimiento de la función en los diferentes órganos y sistemas, disminuyendo la falta de vitalidad, dando mayor bienestar y energía a la persona de edad avanzada.

Existen numerosos factores que facilitan o provocan desnutrición en el anciano, entre los que se puede destacar:

La falta de educación nutricional, ya que muchas personas se alimentan inadecuadamente, por desconocimiento de los distintos componentes de los alimentos, y muchas veces lo más necesario se consume en cantidades inadecuadas. El anciano debería consumir con preferencia pescados, cereales, yogur, frutas dulces y tubérculos. La leche, entera o descremada, está desaconsejada, lo mismo que los embutidos y carnes grasas.

Otras personas sufren algún grado de discapacidad, lo que motiva un mayor aislamiento social y por la tanto una tendencia a comer cosas rápidas y fáciles.

En otros casos, son las propias enfermedades las que limitan el poder consumir alimentos normalmente, o los propios fármacos indicados por el médico que cambian los sabores o disminuyen el apetito. La supresión de la sal ocasiona una disminución del apetito y una mala digestión de las verduras. Salvo retención de líquidos, cardiopatías severas o hipertensión, no se debería suprimir. Las enfermedades como la depresión o la demencia hacen que el comportamiento del paciente genere una inmensa dificultad para que ingiera las comidas.

Por último, no se debe dejar de mencionar la disminución de los recursos económicos como un factor importante en algunos ancianos que les impide adquirir lo necesario para obtener las dietas especiales a las que deben someterse. Sin embargo, los alimentos más saludables suelen ser también los más baratos, por lo que solamente es cuestión de cultura alimentaria.

Por otro lado, existen una serie de elementos relacionados con el envejecimiento que se asocian de forma directa con la desnutrición:

Entre ellos destaca una mayor frecuencia de trastornos del ánimo así como de problemas cognitivos que favorecen rechazo y conductas alteradas de alimentación.

También se encuentra disminuida la sensación del gusto y del olfato, por lo tanto existe una menor posibilidad de diferenciar sabores. Las papilas gustativas que más se afectan son las de la parte anterior de la lengua, las que diferencian gustos dulces y salados.

La boca como cavidad compleja donde se inicia la nutrición, sufre múltiples modificaciones, además de las mencionadas en la lengua. Es así como se produce la pérdida progresiva de piezas dentales y en caso de que el anciano pueda acceder a prótesis, éstas no siempre se ajustan a la cavidad, lo que provoca importantes molestias. Precisamente, muchos pacientes se las retiran al momento de alimentarse.

Otras privaciones sensoriales que se producen son la disminución de la visión y la sordera, generan una menor capacidad para efectuar actividades de la vida diaria, con la consecuente mayor dificultad para obtener y preparar el alimento.

Los signos clínicos más comunes que encontramos en el anciano desnutrido son:

La caída del cabello.
La aparición de edemas.
La cicatrización defectuosa o retardada de las heridas.
La pérdida de fuerza y vitalidad.
La somnolencia y depresión.

CARACTERÍSTICAS DE LA DIETA

La dieta para el anciano debe respetar los principios de fácil masticación y digestión.

Tienen que ser sencillas (pocos ingredientes mezclados) y de preparación fácil.

Es mejor fraccionar la dieta en 4-5 tomas.

El consumo de bebidas excitantes como el café, té y bebidas de cola debe moderarse.

Aun y así, existe una gran diferencia en el comportamiento alimentario dentro del periodo de vejez. De manera, que podríamos diferenciar entre:

En la **primera vejez** (65-75 años) los problemas vienen más por exceso alimentario que por defecto. Las recomendaciones son parecidas a las de la población general, es decir, evitar el exceso de calorías y grasas saturadas, no abusando de los productos refinados. Además, para esta población debe remarcarse:

La importancia del consumo de frutas y verduras frescas, porque son fuentes abundantes de vitaminas y minerales.
La necesidad de proteínas procedentes del pescado.
La ventaja de los cereales sobre cualquier otro alimento.
El mantenimiento del ejercicio físico.

En la **segunda vejez** (más de 75 años) en cambio, los problemas vienen más por el déficit calórico, y por el riesgo de malnutrición. Deben cubrirse las necesidades energéticas y proteicas, aportar minerales de manera suficiente y consumir fibra. Al mismo tiempo, se recomienda caminar, tomar el sol (por la vitamina D), adecuar la comida en textura según los problemas de dentición, potenciar los sabores con especias, pero sin abusar de la sal.

A continuación comentaremos las dietas pautadas para pacientes con desnutrición, aquellas que llevan ya un ayuno parcial prolongado y los casos de problemas de deglución, recomendándose una dieta líquida.

Dieta líquida

La dieta líquida incluye alimentos que sólo pueden ser bebidos o ingeridos a través de una cañita y que son de fácil asimilación. Normalmente puede estar compuesta por agua, caldos, zumos de fruta, infusiones, yogur líquido y preparados comerciales líquidos de nutrición enteral.

La dieta líquida no está compuesta de unos alimentos concretos y establecidos, sino que se adecuará en función del diagnóstico del paciente. Generalmente, no suele prolongarse más de dos días.

Dieta semilíquida

La dieta semilíquida es un paso intermedio entre la dieta líquida y la blanda. Se intercalan alimentos de textura líquida junto alimentos de textura blanda pero fluida como el flan, los yogures, los purés, la fruta cocida, etc. Los alimentos de la dieta semilíquida se presentan mayoritariamente en forma de puré.

Dieta blanda

Los alimentos de la dieta blanda tienen que ser de textura suave, tierna y esponjosa. Además, tienen que estimular poco la actividad digestiva y ser de digestión fácil.

Los principales alimentos que incluye esta dieta quedan representados en la siguiente tabla:

Grupo de lácteos
Quesos blandos (Villalón, Burgos) y yogur.

Grupo de las féculas
Sémolas, patatas, pasta, arroz y pan de molde.
También galletas tipo "maría".

Grupo de las frutas y las verduras
Manzana hervida y puré de verduras.

Grupo de los proteicos
Pollo y otras aves.
Pescado blanco, todos hervidos.
También incluye el jamón cocido y los huevos hervidos o en tortilla.

Grupo de las grasas
Aceite y margarina.

Otros alimentos
Mermelada e infusiones suaves.

Las dietas blandas no aceptan los siguientes alimentos:

Vegetales crudos.
Cereales completos, salvo en puré (avena, polenta).
Se limitan las grasas, principalmente las de origen animal.

EJEMPLO DE DIETA LÍQUIDA

<u>Desayuno</u>
Vaso de yogur líquido.

<u>Media mañana</u>
Zumo de piña o manzana diluido.
<u>Comida</u>
Caldo de verduras.
<u>Merienda</u>
Infusión con azúcar moreno o miel.
<u>Cena</u>
Vaso de yogur líquido.
<u>Noche</u>
Caldo de verduras.

EJEMPLO DE DIETA SEMILÍQUIDA

<u>Desayuno</u>
Infusión con azúcar moreno o miel.
<u>Media Mañana</u>
Puré de manzana al horno.
<u>Comida</u>
Sopa de sémola clara.
<u>Merienda</u>
Yogur líquido.
<u>Cena</u>
Consomé vegetal.
<u>Noche</u>
Infusión con azúcar moreno o miel.

EJEMPLO DE DIETA BLANDA

<u>Desayuno</u>
Pan con margarina y jamón cocido.
<u>Media Mañana</u>
Infusión con galletas "maría".
<u>Comida</u>
Puré de patatas.
Jamón cocido.
Yogur.

<u>Merienda</u>
Manzana al horno.
<u>Cena</u>
Sopa fina de pasta.
Huevo duro.
Compota.
<u>Noche</u>
Infusión con azúcar moreno o miel.

Capítulo VI

EJERCICIO FÍSICO

La frecuencia del sedentarismo aumenta con la edad, hasta tal punto que el 52% de los mayores de 65 años declaran pasar la mayor parte de su jornada sentados. El sedentarismo se ha asociado con una mayor mortalidad global por enfermedades cardiovasculares y por cáncer, y parece que el ejercicio físico reduce la incidencia de las enfermedades coronarias, Hipertensión, Diabetes Mellitus no insulino-dependiente, depresión y ansiedad.

Aunque la capacidad física disminuye con la edad, el grado de la reducción en la actividad física también se relaciona, en muchos casos, con la falta de deseo o de estímulos debido a condicionantes sociales.

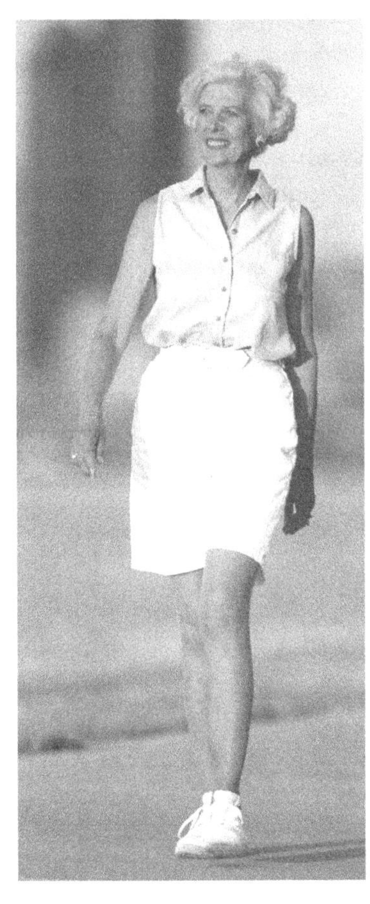

El primer mensaje que se debe hacer llegar a las personas de más edad es que deben mantenerse activos en su vida cotidiana. Muchas personas tienen una forma de vida dinámica y no tienen la necesidad de participar en programas dirigidos de ejercicios. Aun así es conveniente potenciar ocupaciones simples como la jardinería, el bricolaje, dar paseos diarios, etc., sin olvidar deportes como el Tai Chi o la gimnasia Pilates.

La práctica habitual de ejercicio físico aporta una serie de beneficios al anciano, estos son:

Mejora la sensación de bienestar general.
Mejora la salud física y psicológica global.
Ayuda a mantener un estilo de vida independiente.
Reduce el riesgo de desarrollar ciertas enfermedades (alteraciones cardiacas, hipertensión, etc.).
Ayuda a controlar enfermedades como obesidad, diabetes, hipercolesterolemia. Ayuda a disminuir las consecuencias de ciertas discapacidades y puede favorecer el tratamiento de algunas patologías que cursan con dolor.

Pero no todo son beneficios, aunque, en términos generales, el ejercicio físico moderado no comporta riesgos a las personas de edad. El problema suele originarse en el entendimiento de lo que para cada uno supone la moderación. La sobreestimación de las propias capacidades, la competitividad o el intentar mantener un tono físico similar al de otras épocas pasadas, puede comportar serios peligros que deben ser tenidos en cuenta. Hay una pauta a seguir que nadie debería saltarse: el deporte competitivo es casi siempre perjudicial; el ejercicio individual, sin metas o sobreesfuerzos, es beneficioso.
Habitualmente se confunde practicar un deporte con hacer ejercicio, llegando al extremo de considerar saludable incluso correr una maratón. Toda práctica que implique ganar a alguien, llegar el primero, supone un sobreesfuerzo físico y psicológico que termina por dañar la salud del deportista.

Hay que seguir estas pautas:

No competir con nadie.
No intentar mejorar el progreso anterior.
Cada día de entrenamiento es diferente, en intensidad, esfuerzo y duración.
Nunca hay que agotarse.
El ejercicio debe constituir un placer, no una tortura o un sacrificio.
Suspenderlo cuando se padezca alguna enfermedad infecciosa.

El médico debe evaluar, a través del historial médico de la persona y de una exploración física minuciosa, la capacidad del anciano para realizar un determinado ejercicio físico. De esta manera se puede establecer correctamente el tipo e intensidad de ejercicio a realizar, aunque para ello el terapeuta debe ser un conocedor de los diferentes deportes, lo que no es habitual. Magnificar la natación o el senderismo, sin tener en cuenta el Tai chi el método Pilates, suelen ser los errores más habituales. De todas maneras, caminar por los parques calzando un zapato adecuado, acompañado de una persona de nuestro agrado, sigue siendo una práctica muy recomendable.

REPOSO Y SUEÑO

No hay que olvidar algo muy importante: la mejora física se realiza durante la fase de descanso. Si este no es suficiente no hay progreso, e incluso puede darse lesiones o retrocesos. Pero el sueño en los ancianos no es uniforme, y se suele efectuar incluso durante cortos periodos diurnos. Por eso tienen dificultad para conciliar el tradicional descanso nocturno de ocho horas, siendo presionados con demasiada frecuencia para que se tomen sedantes que no necesitan. Quizá sus cuidadores necesiten dormir toda la noche, pero ellos no.

Estas variaciones del sueño nocturno no ocurren en todas las personas mayores, y aproximadamente una cuarta parte de los ancianos no efectúa ninguna siesta durante el día, aunque la mayoría de los que permanecen inactivos tienen episodios de corta duración en el momento en que permanecen sentados más de una hora seguida.

Dentro de los trastornos de sueño en el anciano, el insomnio es uno de los más relevante y frecuente entre ellos, definiéndose como tal la percepción por parte de la persona de que su sueño es inadecuado o anormal. Los síntomas más comunes son dificultad para conciliar el sueño, frecuentes despertares, escaso tiempo total de sueño y sueño no reparador. Estas alteraciones afectan a un 50% de las personas mayores de 65 años, preferentemente las inactivas.

El insomnio o el sueño no reparador, suele estar ocasionado por:

Apnea del sueño: Se caracteriza por la existencia de episodios de ausencia de respiración durante 10 segundos o más durante el sueño. Cuando se repiten en el transcurso de la noche, el sueño profundo no se efectúa y hay somnolencia durante el día. También es frecuente que ronquen nada más dormirse, tornándose el ruido más intenso poco a poco. Hay también cambios en el tipo e intensidad del ronquido y sonidos diversos al cambiar de posición, algo que ocurre durante casi toda la noche. Durante los períodos de apnea el nivel de oxígeno en la sangre baja drásticamente, ocasionando síntomas de somnolencia durante el día.

Músculos inquietos: Es un trastorno del sueño caracterizado preferentemente por incomodidad de las piernas durante el sueño que sólo se alivia cambiándolas frecuentemente de posición. También suele ocurrir con los hombros o los brazos, lo que obliga a moverse en la cama con frecuencia durante la noche. Estos síntomas pueden durar una o más horas, ocasionando una disminución en la calidad del sueño y la consecuente somnolencia durante el día, así como ansiedad o lentitud en los procesos del pensamiento.

Medicamentos: Casi todos los medicamentos pueden afectar al sueño, mucho más si la medicación en diversa. Entre aquellos que impiden conciliar un sueño profundo están los derivados teofilínicos (empleados en el asma y la bronquitis), los antihipertensivos de acción central, los Beta- bloqueantes, los antidiabéticos o los diuréticos. También ocasionan insomnio, paradójicamente, los mismos medicamentos para dormir, tanto por dependencia como por aumento de la tolerancia.

Estimulantes: El alcohol, que en pequeñas dosis puede inducir al sueño, en los alcohólicos se convierte en su mayor enemigo, actuando incluso como estimulante. El tabaco, a causa del efecto de la nicotina sobre el sistema circulatorio, produce relajación durante el día, mientras que la cafeína (café, té, chocolate, cola,) tomada incluso 12 horas antes puede impedir conciliar el sueño. En estos casos, de nada vale las reacciones que se hayan tenido en los años anteriores, pues con la edad la tolerancia a los estimulantes es cada vez menor.

Enfermedades: Cualquier enfermedad lo suficientemente grave puede romper el ciclo vigilia/sueño. Los mecanismos habituales por los que éstas causan insomnio son: el dolor, como en las enfermedades neoplásicas u osteoarticulares; disnea, como en las enfermedades cardiorespiratorias; frecuencia urinaria (un 20% de los despertares de más de 5 minutos en los ancianos es causado por el deseo de orinar) como en las enfermedades endocrinas o prostáticas. También las enfermedades psiquiátricas pueden ser causa de insomnio (por ejemplo la demencia y la depresión).

Otros: Los malos hábitos de sueño no son imputables siempre al propio anciano, pues hay factores ambientales desfavorables (incluso en los hospitales), problemas sociales (desavenencias familiares), situaciones de stress, o falta de adaptación a cambios en el estilo de vida, influyen negativamente en la capacidad o habilidad para conciliar el sueño.

RECOMENDACIONES PARA UN SUEÑO REPARADOR:

Mantener horarios regulares, tanto para acostarse como para levantarse.

Dormir sólo lo necesario para encontrarse descansado y despejado al día siguiente, limitando la presencia en la cama a un máximo de 8 horas.

Durante el día, limitar las siestas a un tiempo máximo total de 15 minutos. Evite dar cabezadas durante el día.

Intentar realizar ejercicio moderado y continuado durante el día (caminar es suficiente), aunque no en las horas inmediatamente anteriores al acostarse.

Si se conserva una aceptable condición física, hacer el amor antes de dormir.

Procurar que el dormitorio sea tranquilo y sin exceso de luz, con una temperatura agradable. En una cama confortable, con un pijama adecuado.

Cuidar la alimentación, procurando cenar con antelación y evitando irse a la cama con hambre.

Evitar las sustancias estimulantes a partir del mediodía.

No esforzarse demasiado en intentar dormir, si después de 30 minutos de estar en la cama es incapaz de conciliar el sueño. Es mejor levantarse y realizar alguna actividad relajante como leer o darse una ducha de agua templada.

Quitar los despertadores que marcan sonoramente los segundos y cambiarlos por los digitales.

Limitar la ingesta de líquidos dos horas antes de irse a la cama, para evitar la producción de orina.

MEDIDAS FARMACOLÓGICAS:

Solamente cuando lo anterior no haya dado resultado se recurrirá a ellas. La prescripción de inductores al sueño (Valium, Tranxilium, Lexatin, etc.) de vida media corta o de otros fármacos, además de realizarse a la más baja dosis, solo se hará en el caso del insomnio transitorio o el de corta duración, o a corto plazo en el insomnio de tipo crónico, de forma intermitente. Nunca más de siete días seguidos.

Las plantas medicinales como el Azahar, Tila, Lúpulo o Pasiflora, son adecuadas para periodos más prolongados. En casos crónicos se recomiendan mejor Melisa y Espino blanco, complementados con Triptófano y vitaminas del grupo B.

Capítulo VII

SEXUALIDAD EN EL ANCIANO

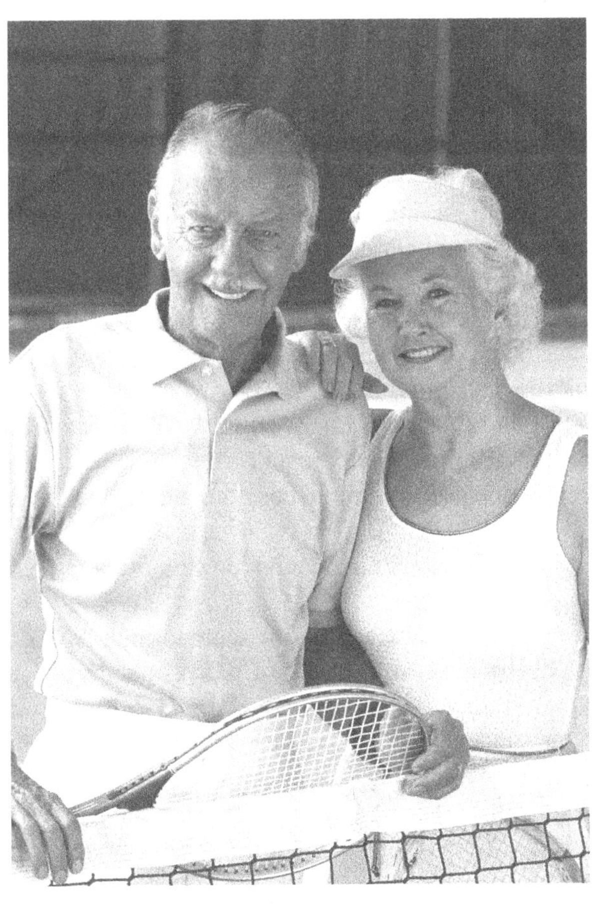

He aquí una reflexión: piensen en un andén del metro o parada de autobús llena de gente, en donde una pareja de jóvenes se están dando un apasionado beso que parece interminable. Sólidamente abrazados, tanto que casi parecen uno solo, se acarician mutuamente por todo el cuerpo, mientras dejan escapar discretos suspiros de placer. ¡Qué entrañable! Nada que objetar. Pero en el otro extremo está una pareja de ancianos, ella quizá de 65 años y él seguramente con algunos más. También se están besando y acariciando con la misma intensidad, pues su cuerpo así se lo pide. El público asistente comentará con cierta discreción el espectáculo de ambas parejas, pero a buen seguro los comentarios serán dispares.

Hemos realizado un canto tan desmesurado a la juventud, que creemos que solamente en esa etapa de la vida es cuando pueden aflorar con intensidad los impulsos sexuales. Pero debemos recordar, antes de llegar a una conclusión tan desacertada, que la sexualidad incluye todas las formas de expresión, desde la aproximación, el tacto, la intimidad emocional, la compañía, la masturbación, etc., y no solamente el coito. ¿Cuál es, entonces, la razón para que los todavía jóvenes consideren que pasadas ciertas edades el deseo sexual es algo que ya no debería existir? ¿Por qué se reprime en los hospitales e, incomprensiblemente, en las residencias de ancianos?

Si un anciano de 75 años mira con deleite las fotografías de chicas desnudas o pide a su pareja una noche de pasión, a buen seguro tendrá que escuchar no pocos comentarios reprobables, o cuando menos irónicos. Y si en lugar de varón se trata de una anciana de 70 años, seguramente alguien sugerirá que la lleven a un psicólogo.

¿Cuál es la edad "correcta" para sentir pasión sexual? Pues miren ustedes que no hay una edad para comenzar, ni mucho menos para terminar. Y no crean que el impulso es solamente de los varones ancianos, aquellos que burlonamente se les llama "viejos verdes", ya que ellas mantienen el deseo a altas edades, aunque lo deban reprimir con frecuencia para no ser criticadas.

Las relaciones sexuales, incluso en solitario, es una parte importante de placer físico y psíquico, y siempre posible entre el hombre y la mujer, aunque las capacidades físicas de cada uno obliguen a modificar el cómo y, especialmente, la frecuencia. No hay ninguna enfermedad que justifique la abstinencia sexual, pues las variantes para el placer son tantas que siempre se encontrará una adecuada. Si él no puede llevar el control que sea ella; si ella está débil que pida caricias; si no es posible el coito o hay carencia de orgasmos, queda todo un mundo de sensaciones por disfrutar.

Suprimir la sexualidad en la vejez dará lugar con frecuencia a una gran cantidad de desórdenes psicológicos, como malhumor, frustración y con frecuencia depresión, pues la carencia de caricias, abrazos y besos termina por amargar la vida del más templado. Si las mujeres ancianas viudas manifiestan que ellas ya no necesitan "eso", no se lo crean, pues basta con que aparezca en su vida un anciano jovial que las regale flores, para que los sentimientos vuelvan a brotar como en sus años jóvenes.

La función sexual se ha definido como un proceso de integración emocional, corporal, intelectual y de aspectos sociales, siendo la sexualidad geriátrica una expresión psicológica de emociones y compromisos, que requiere la mayor cantidad y calidad de comunicación entre compañeros, en una relación de confianza, de amor, de compartir placer con o sin coito.

Indudablemente con el envejecimiento se produce una disminución de los niveles de hormonas sexuales como la testosterona en el hombre, y la progesterona y los estrógenos en la mujer, dando lugar a ciertos cambios físicos:

En el hombre disminuye la producción de espermatozoides, el tamaño testicular, la viscosidad del fluido seminal. La respuesta a la excitación es más lenta, la erección es menos firme, hay ausencia de eliminación de líquido preeyaculatorio, orgasmos de duración disminuida, y aumento del tiempo en volver al estado previo a la estimulación, lo que se conoce como periodo refractario.

En la mujer se produce una respuesta más lenta a la excitación, una reducción de la lubricación y en ocasiones un coito más doloroso (dispareunia), disminuyendo la duración y el número de orgasmos. También se tarda más tiempo el volver a la fase preestimulatoria, pero la capacidad multiorgásmica está conservada.

En relación a la pérdida de interés por la sexualidad, un reciente estudio observó que un 75% de los hombres permanecen sexualmente activos durante la séptima década de la vida, y que en un porcentaje equivalente de mujeres permanece la capacidad de orgasmo. Otros expertos estudiaron la persistencia del interés sexual, encontrando que los hombres entre los 60 y 65 años de edad presentaban entre un 77% y un 88% de interés sexual, que disminuía al 50- 72% posteriormente. En las mujeres entre 60 y 65 años este interés oscilaba entre 50% y 71% y disminuían a porcentajes de 19% a 33%, entre los 78 y más años.

Estas cifras nos demuestran, en parte, el impacto de los cambios psicológicos y fisiológicos asociados al envejecimiento, donde la aparición de consultas por problemas sexuales requiere por parte del médico una correcta evaluación de la función sexual, que en el anciano debe ser siempre global, tomando en cuenta los factores que influyen en el comportamiento sexual del anciano, tales como: la salud general, la disponibilidad de compañero/a, la personalidad, las actitudes, el nivel sociocultural, las creencias sexuales, etc.

Capítulo VIII

ASISTENCIA EN DOMICILIO

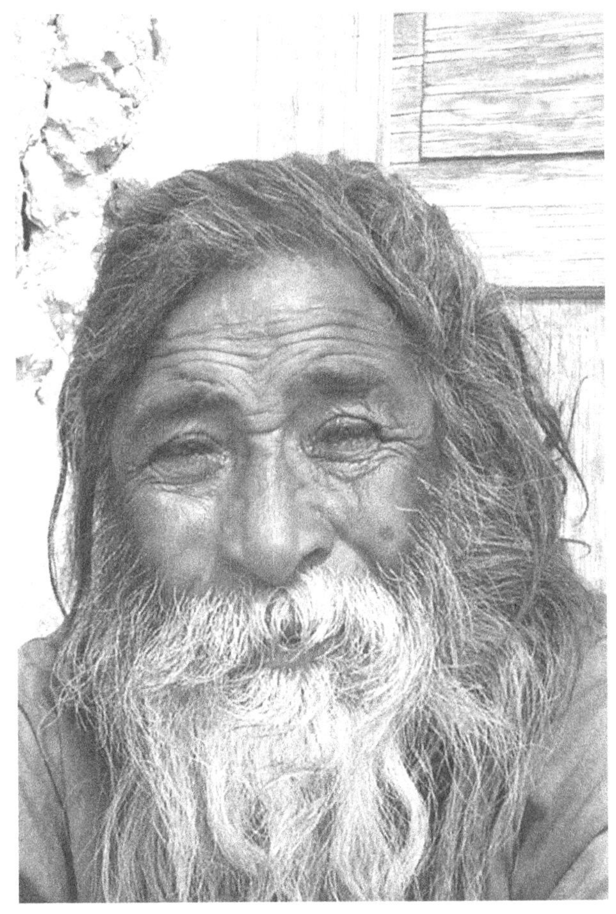

La asistencia en domicilio alude a un tipo de asistencia integral que consiste en la prestación de los servicios asistenciales, y en ocasiones sanitarios, en el propio domicilio del anciano, con el fin de potenciar, mantener o minimizar el efecto de la ancianidad y las discapacidades, sin necesidad de saturar los centros de recogida y hospitalarios. Una agencia estatal específica debería ser la encargada de planificar, coordinar y dirigir los cuidados en función de las necesidades específicas de cada anciano.

El plan de asistencia a domicilio tendría que incluir:

Atención médica primaria
Enfermería
Fisioterapia
Terapia ocupacional
Trabajo social
Nutrición y compra de alimentos
Ayuda en casa
Transporte y acompañamiento a los centros de salud
Análisis clínicos básicos

Muchos profesionales sanitarios consideran la atención a domicilio como un enfoque más humano de los cuidados indefinidos. Este tipo de asistencia genera una actitud positiva en el anciano y la ayuda a mantener el control sobre aspectos significativos de su vida. El profesional de enfermería a domicilio coopera con el anciano y con su familia en la realización de los cuidados y los asistentes sociales, además, acompañan y realizan las tareas domésticas básicas, ayudando al anciano a que efectúe su propia higiene.

El entorno familiar controlará que todo se efectúe con diligencia, denunciando las prácticas deshonestas de los cuidadores, si las hubiera. Además, comprobará si es conveniente introducir alguna adaptación que facilite el funcionamiento autónomo del anciano.

La mayoría de los ancianos padecen enfermedades crónicas y limitantes que le menoscaban su calidad de vida, pero que no requieren ingreso en un hospital, siendo ellos los más adecuados para ser atendidos en domicilio. Algunos de estos cuidados son la administración de oxígeno, inyecciones parenterales, terapia antibiótica, limpieza y mantenimiento de las heridas o escaras, etc. Otros ancianos necesitan servicios de rehabilitación, como fisioterapia, que se pueden seguir realizando en casa después de recibir el alta hospitalaria.

Aunque, como ya sabemos, el proceso del envejecimiento no provoca ninguna enfermedad específica, sí es cierto que el índice de enfermedades crónicas es más elevado entre las personas mayores. La incidencia de estos problemas crónicos varía en función del sexo. Las mujeres presentan mayores índices de artritis y de hipertensión, un porcentaje ligeramente más alto de trastornos visuales y ligeramente menor de problemas auditivos. Las enfermedades cardiacas parecen afectar a ambos sexos en la misma proporción. La incidencia de enfermedades crónicas, excepto de úlceras, es mayor entre las clases más desfavorecidas.

El sistema de asistencia sanitaria está sintiendo cada vez más el impacto de una población con una esperanza de vida más alta, ya que una de las características intrínsecas al proceso del envejecimiento es un aumento de las limitaciones y discapacidades físicas. Sin embargo, los ancianos que viven en su entorno social presentan menor incidencia de limitaciones severas que aquellos que se encuentran institucionalizados. Si bien más del 85% de ancianos no institucionalizados ha comunicado algún tipo de problema crónico, menos de la mitad manifiesta haber experimentado algún tipo de limitación a causa del problema. La mayoría de estas personas sigue siendo independiente y lleva una vida activa en su entorno social.

El personal de enfermería, y también los auxiliares de geriatría que prestan asistencia a domicilio, tienen una gran responsabilidad en la realización de sus funciones. Debe tener una visión muy precisa de la práctica de enfermería y un deseo por desempeñar su función profesional en la faceta más humana. Además de contar con las credenciales que certifiquen su formación y experiencia, el auxiliar de geriatría deberá poseer determinadas características que potencien su capacidad para prestar este tipo de cuidados.

Algunas características personales importantes pueden ser:

-La habilidad para tomar decisiones basadas en unos
 adecuados conocimientos de medicina básica.
-La disposición para asumir responsabilidades.
-La facilidad para relacionarse socialmente.
-La capacidad para mantener la calma en situaciones críticas.
-Amor a su profesión.
-Integridad y honestidad.
-Respeto para las costumbres y creencias del anciano.

Entre los defectos más habituales están:

-No ser puntual.
-Tratar al anciano como si fuera un niño.
-Creer que todos los ancianos están sordos.
-Distraerse en sus funciones de vigilancia.
-No dar importancia a las manifestaciones de
 dolor cotidianas.
-Tratar de solucionar un problema médico importante.
-Sustraer los bienes del anciano.

Otro de los objetivos de la asistencia a domicilio es facilitar los cuidados en un entorno familiar para que el anciano disponga de la mejor calidad de vida posible. Es esencial valorar el espacio en que se mueve el anciano y realizar todo tipo de adaptación que le permita un mejor nivel de vida y de independencia.

La posibilidad de seguir llevando una vida independiente es factible si se llevan a cabo las adaptaciones y las medidas de seguridad que faciliten la autonomía del anciano.

La seguridad se convierte en un factor esencial a medida que la persona va envejeciendo y el riesgo de experimentar discapacidades aumenta.

Las lesiones y la muerte por caídas e incendios son los peligros más habituales entre los ancianos que viven en su entorno social.

En este sentido, se deben determinar los cambios y las adaptaciones que pueden contribuir a una deambulación más fácil y más segura del anciano. Estas adaptaciones pueden incluir una modificación de la estructura de la casa, como colocar un peldaño con una rampa en la entrada, o remodelar la cocina y el baño, con el fin de facilitar el acceso al fregadero, al inodoro o a la bañera. Las puertas deberán ser lo suficientemente anchas para permitir el acceso a todas las habitaciones cuando el anciano se encuentre en silla de ruedas.

Se deben eliminar del entorno del anciano todos los posibles peligros. Aunque las modificaciones del entorno puedan ser peligrosas en el caso de un anciano con problemas de vista, se deberán llevar a cabo si son necesarias.

El profesional de geriatría deberá explicarle que se deben realizar estos cambios para su seguridad y que se tendrá que familiarizar con las modificaciones del entorno.

Capítulo IX

PATOLOGÍAS

ACVA (ACCIDENTE CEREBROVASCULAR AGUDO)

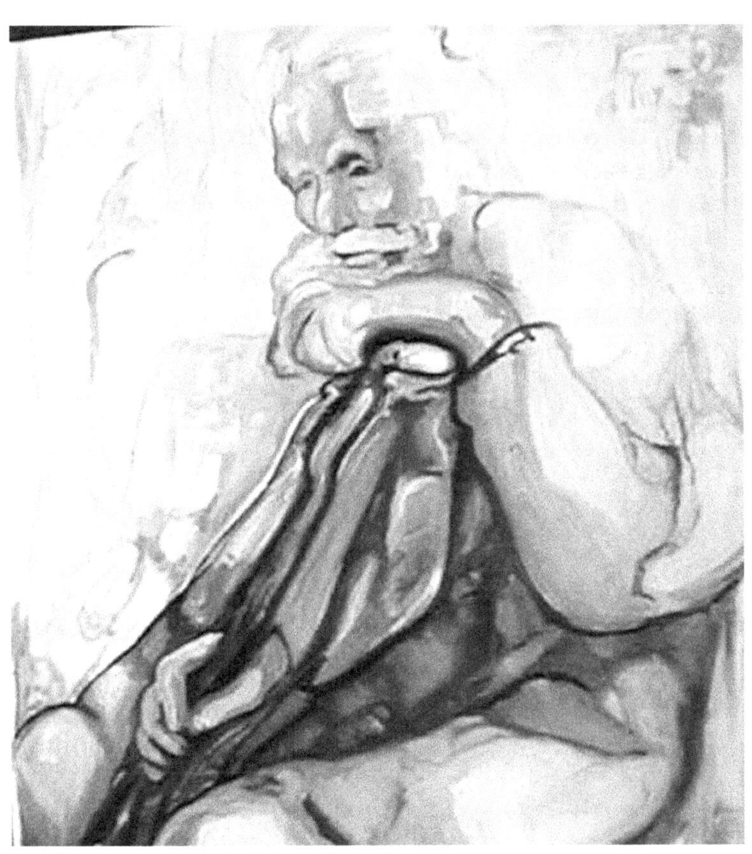

La incidencia anual de ictus o accidentes cerebrovasculares es aproximadamente de un 1 ó 2 casos por cada 1000 habitantes y se relaciona estrechamente con la edad, de tal forma que a partir de los 65 años la incidencia aumenta extraordinariamente.

Como factores de riesgo en el anciano se han identificado:

-Hipertensión arterial.
-Enfermedades cardiacas.
-Fibrilación auricular.
-Diabetes mellitus.
-Colesterol.
-Tabaquismo.
-Obesidad.
-Vida sedentaria.

La enfermedad vascular cerebral presenta diferentes modalidades de acuerdo con una clasificación más genérica que las divide en:

Isquémicas. Relacionadas con la oclusión total o parcial de los vasos por un trombo o un émbolo.
Hemorrágicas. Relacionadas con la extravasación sanguínea.

Los accidentes vasculares cerebrales son consecuencia de diversos procesos patológicos que afectan a los vasos sanguíneos cerebrales de modo diverso. Entre ellos se encuentran:

-Alteraciones de la pared vascular (inflamación,
espasmo arterial).
-Oclusión de la luz vascular (por embolia o trombo).
-Compresión vascular extrínseca (por un tumor).
-Trastornos hemodinámicos (HTA).
-Trastornos hematológicos (alteración de la coagulación).
-Rotura vascular (rotura de un aneurisma cerebral).

La causa más frecuente de ictus o ACVA en el anciano es el infarto isquémico trombótico. Se debe a la formación de un trombo a partir de lesiones ateroscleróticas.

El diagnóstico de este tipo de trastornos se realiza en función de las distintas manifestaciones clínicas que los acompañan y de los resultados que nos brindan las técnicas de neuroimagen, como la Tomografía Axial Computerizada (TAC) y la Resonancia Magnética Nuclear (RMN).

Tratamiento natural:

Ginkgo Biloba, Espino blanco.

Magnesio como preventivo y Cobreoroplata en la fase aguda.

En algunas personas han sido de gran ayuda las infusiones de ginseng y la vitamina B15 para corregir la falta de aporte de oxígeno.

ALZHEIMER, Enfermedad de

Es un trastorno progresivo caracterizado por la degeneración de las células nerviosas del cerebro y la disminución de la masa cerebral. La enfermedad de Alzheimer es la causa más frecuente de demencia, siendo la responsable del 75% de los casos en personas mayores de 65 años. Debido al aumento de población con más de 65 años, en los últimos años ha aumentado el interés y los estudios sobre las causas de esta enfermedad y su tratamiento. Provoca deterioro intelectual y abandono de la higiene y cuidados físicos elementales.

No se conoce aún la causa que lo provoca, aunque hay diferentes teorías: infecciosa, intoxicación (aluminio), genética, trabajos intelectuales en un solo sentido, etc. Se sabe que los afectados presentan una disminución de los niveles de acetilcolina y otras sustancias propias del cerebro.

SIGNOS Y SÍNTOMAS:

-Presentan inicialmente mala memoria, que puede
pasar desapercibida.
-Posteriormente, la pérdida de memoria se hace
evidente, recordando mejor hechos lejanos que recientes.
-Presentan desorientación del tiempo y el espacio.
-Aparece disfasia; dificultad para encontrar la frase adecuada.
-Tienen cambios de ánimo, bruscos e impredecibles.
-También presentan ansiedad por todo lo que les
está ocurriendo.
-Finalmente, pueden presentar delirios y alucinaciones.
-Pueden llegar a perder la noción de las normas sociales,
 volviéndose exigentes, desagradables e incluso violentos.

Tratamiento natural:
Las mayores esperanzas están en el Hipérico, especialmente
por su contenido en hiperforina, con la cual se percibe en poco
tiempo una mejora en la adaptación al espacio y en el aprendiza-
je cognitivo. También se recomiendan el Ginseng y el
Eleuterococo.
Ácidos grasos esenciales, fosfolípidos, lecitina de soja, vita-
mina B-1, acetil L-Carnitina.
Argentum Nitricum, Baryta carbónica, Ignatia amara.
Cobre-oro-plata, zinc-níquel-cobalto.

ANGINA DE PECHO

La causa más frecuente es la arteriosclerosis coronaria, es
decir, el endurecimiento de las arterias. Consiste en la falta de
riego coronario que aparece de forma aguda y es de corta duración, por lo que no existirá necrosis o muerte del tejido. El calibre del vaso se ve disminuido y al aumentar las necesidades de
oxígeno y nutrientes por parte del músculo cardíaco, este no
tiene suficiente riego y desencadena el dolor.

Los síntomas de la angina de pecho o angor son:

Aparición súbita de dolor de tipo opresivo, localizado en región retroesternal, que puede permanecer localizado en el lugar de origen o bien puede irradiarse bilateralmente alrededor del pecho, mandíbula y/o ambos hombros, descendiendo luego a los brazos hasta las muñecas.

El dolor aparece tras el esfuerzo, remitiendo totalmente en reposo. También es frecuente después de una comida rica en grasas o una situación de estrés.

En el anciano el dolor es menor que en el adulto y también se puede localizar a nivel de epigastrio y a veces "en cinturón".

Tratamiento natural:

En las crisis se administrará extracto de espino blanco y Germanio orgánico. Una vez superado el ataque anginoso, el tratamiento incluye el **espino blanco** durante largos períodos. Otras hierbas útiles son el Ginkgo Biloba (si hay problemas vasculares), las hojas de olivo (si hay hipertensión), el romero (hipotensión o afecciones biliares), la vincapervinca (insuficiencia cerebral), la agripalma, el eucalipto y el eleuterococo para el estrés.

Germanio y ManganesoCobalto, alternados con Selenio, vitaminas A, C, E y potasio.

Alimentos de especial eficacia son las nueces (los filamentos internos), la avena, las pipas de girasol y el ajo.

La Jalea real, la vitamina B15, y la vitamina E, son otros ayudantes muy valiosos en la angina de pecho. De especial eficacia tenemos a la LCarnitina, la cual tonifica y da vigor al músculo cardíaco, anulando el cansancio que toda persona cardiópata padece. También la canela y las bayas del majuelo.

Arnica CH6, Arsenicum CH6, Spigelia CH4, Lachesis CH19, Magnesium phosphoricum CH6 y Kalium phosphoricum DH6.

ARTERIOSCLEROSIS

Es el endurecimiento de las arterias, ocasionando una disminución de su elasticidad haciéndolas más rígidas. Con ello hay un aumento de la presión arterial y una pérdida en la oxigenación general, dificultando el intercambio de nutrientes con el organismo.

La causa de la arteriosclerosis es desconocida, aunque su aparición se relaciona con numerosos factores de riesgo, tales como: obesidad, consumo de tabaco, sedentarismo, diabetes, hiperlipemia (exceso de lípidos en sangre), etc. La arteriosclerosis es, a la vez, un factor de riesgo de otras enfermedades como el ACVA (accidente cerebrovascular agudo), cardiopatía isquémica, etc.

Tratamiento natural:

En la actualidad, la ingestión cotidiana de aceite de salmón, prímula, atún o bacalao, ricos en ácidos grasos EPA y DHA, son el mejor tratamiento a largo plazo que existe.

Hierbas de elección son las hojas de olivo cuando hay hipertensión, el espino blanco y la alcachofera. También son de ayuda la bolsa de pastor (si hay peligro de hemorragias), la fumaria y la milenrama.

La cebolla, los puerros, el tomate y los berros son de gran ayuda alimentaria, siendo imprescindible una alimentación baja en grasas de procedencia animal, rica en fibra vegetal y pobre en azúcar blanco.

Suplementos dietéticos muy útiles son la lecitina, el alpiste, el ajo, germen de trigo, algas, las semillas de sésamo y el aceite de germen de trigo o maíz. También se recomienda el extracto de semilla de uva en dosis de 150 mg diariamente.

Vitaminas C, complejo B y E, beta-caroteno, ácido fólico, aminoácidos (L-lisina, L-prolina, L-Carnitina), coenzima Q-10, magnesio y potasio.

Oligoelementos importantes son el manganesocobalto, el magnesio y también el zinc-níquel-cobalto.

Barium carbonicum CH4, Aurum CH4, Arnica CH4, Viscum album (en tintura madre), Calcium Phosphoricum CH6, Calcium Fluoratum CH12.

ARTRITIS

Es una enfermedad crónica, de causa desconocida, en la que se inflaman las articulaciones produciéndose dolor y dificultad para el movimiento.

El síntoma más frecuente de la artritis es el dolor, consecuencia de la inflamación de las articulaciones que con frecuencia se puede ver hinchadas a simple vista. Las articulaciones dañadas con más frecuencia son las de las muñecas, los nudillos, articulaciones de los dedos, los codos, los hombros, las caderas, las rodillas, los tobillos y los dedos de los pies.

Tratamiento natural:

Se comerán en abundancia berros, acelgas, lechugas, pimientos, remolacha, coles, brécol, tomates, fresas, legumbres, miel, limón, manzanas, cacahuetes y pipas de calabaza. El zumo de patata crudo es uno de los remedios más solventes que nuestros antepasados nos han legado.

Si la osteoartritis también tiene un componente inflamatorio, y si se complica con la artritis degenerativa, puede ser útil comer alimentos cultivados a la sombra, como los tomates, patatas, berenjenas y pimientos verdes. Lo mejor es efectuar la recolección de noche, aunque sabemos que ello solamente es factible en el caso de que se posea un huerto.

Las hierbas más utilizadas son el **Harpagofito** y la Onagra, seguidas del diente de león, bayas de enebro, lavanda, ulmaria, cayena, bardana, zarzaparrilla y cola de caballo. También la Uña de gato y la Anamu.

La alfalfa y la ortiga, por su poder remineralizante, son muy útiles. También podemos recurrir al ajo y la jalea real. El mejillón de labio verde (Perna canalículus), es otro de los nutrientes de gran efectividad.

Un papel muy decisivo en la curación total lo juegan los oligoelementos, en especial el selenio, el cobre, el silicio, el flúor, el magnesio y el fósforo.

Es importante la Niacinamida (vitamina B3) en dosis de 400 mg día, repartidos en dos tomas. Normalmente tarda 21 días en surtir efecto y los beneficios continúan solamente mientras se toma, aunque es muy eficaz. Cuando se ingiere durante tratamientos prolongados (meses), la movilidad articular puede mejorar significativamente, evitando tener que recurrir a la cirugía. También se puede probar N-acetyl-glucosamina o sulfato de glucosamina, 250 mg dos veces al día.

El cartílago de Tiburón o bovino, son otras ayudas de gran eficacia. La Vitamina E, 400 mg diariamente y el aceite de semilla de lino, 1-2 cucharas diarias, suelen estar recomendados por otros profesionales.

Colchicum CH4, Kalium chloratum CH6, Silicea CH12, Natrum muriaticum CH6 y Magnesium phosphoricum CH6.

ARTROSIS

La artrosis es una enfermedad degenerativa del cartílago articular cuya característica más destacable es el dolor, la deformación y la pérdida funcional crecientes. La edad es el factor de riesgo más influyente en la aparición de esta patología, ya que se observa con mucha frecuencia degeneración del cartílago articular a partir de los 50 años.

Las articulaciones que se afectan más frecuentemente son:

Articulación de la cadera: Es la más frecuente en el varón, siendo muy dolorosa desde el inicio de la enfermedad. El dolor puede irradiarse a ingle, glúteos, cresta ilíaca y rodillas. Hay afectación importante de la movilidad.

Rodilla: Suele producir una importante incapacidad funcional, sobre todo cuanto la enfermedad está avanzada.

Columna vertebral: La artrosis vertebral se produce por el desgaste del disco intervertebral.

Articulaciones de las manos: Se produce una degeneración del cartílago de las articulaciones de las manos. Puede producir dolor, deformidad y dificultad para mover los dedos. Afecta más a las mujeres que a los hombres.

La artrosis suele tratarse mediante una combinación de los siguientes elementos:

Fisioterapia para fortalecer y movilizar las articulaciones
Educación sobre la enfermedad
Control del peso (si la obesidad es un problema)
Ejercicio físico para mejorar la forma física general y ayudar con la pérdida de peso
Medicación para controlar el dolor y reducir la inflamación
Intervención quirúrgica en caso de lesión articular grave. El tratamiento quirúrgico se lleva a cabo sobre todo en artrosis de rodilla y cadera.

Tratamiento natural:
Harpagofito en cápsulas (4 al día), **Mejillón de labio verde** (Perna canaliculus), 2 cápsulas después de comer y cenar. También ayudan el Ortosifón y las yemas de Vid.

Se recomienda incluir abundancia de espárragos, pepino, piña y vinagre.

Sobre la conveniencia de tomar alimentos lácteos hay mucha controversia, aunque no parece existir contraindicación cuando se trata de yogur y quesos frescos.

Son útiles el cobre asimilado en levadura, vitaminas C, E y D, ácido fólico, sílice, magnesio, flúor, manganeso, DL-fenilalanina y aceite de hígado de bacalao.

Dolomita, cáscara de ostra, cartílago de tiburón.

Acidum sulfuricum 9CH, Cimicifuga 9CH, Viscum album 5CH, Calcárea carbónica 4CH.

ASMA BRONQUIAL

Enfermedad caracterizada por la aparición de accesos agudos y repetidos de disnea intensa.

La dificultad respiratoria se origina, por alteraciones de la pared bronquial y por una contracción de la musculatura lisa bronquial, ocasionando una disminución de la luz de los bronquios y, por tanto, una dificultad al paso del aire. Estos accesos de disnea pueden ser debidos a diversas causas, pero destaca como más frecuente, la alérgica.

Generalmente no se inicia de forma brusca, sino que, el paciente empieza a sentirse inquieto, con tos, estornudos, ausencia de olfato, etc. Posteriormente, aparece la intensa dificultad respiratoria, de predominio nocturno, obligándole a permanecer sentado, en la cama, y con cuadro de angustia por temor a la muerte, por asfixia.

Tratamiento natural:

El tratamiento natural proporciona muy buenos resultados, tanto en los casos agudos como en los crónicos y consiste en la administración de grindelia y drosera, en dosis mayores por la noche. La esencia de hisopo se tendrá en cuenta en las crisis agudas y se dará medianteabsorción sublingual (13 gotas) Otras hierbas utilizadas frecuentemente son la valeriana, pulmonaria, espino blanco, ortiga blanca, vara de oro, diente de león, tila, laurel, helenio, marrubio, tusílago y fumaria. Caso aparte son el helicrisio italicum y el pino marítimo, ambos con buenos efectos curativos. Algunos autores nombran como eficaces el Ginkgo Biloba, la ajedrea, el cardo mariano, el agracejo, la menta y el llantén.

Los baños calientes de pies con arcilla tienen un efecto derivativo y son muy indicados en niños y personas débiles o ancianas.

El manganeso, el calcio y el germanio orgánicos, serán el tratamiento de fondo imprescindible.

Alimentos con buenos efectos curativos tenemos a las pipas de girasol, los cacahuetes, las uvas, los berros, rábanos, las almendras y el apio.

Suplementos dietéticos restauradores son la jalea real y las vitaminas B2 y B-6.

Arsenicum CH6, Antimonium arsenicosum CH4, Lobelia CH2, Hepar sulfuris CH4, Atropicum sulfuricum CH4 y Cuprum CH4.

AUDICIÓN, Trastornos en la

Los cambios fisiológicos más comunes que se producen con el paso de los años encontramos la disminución del número y la actividad de las glándulas ceruminosas, y la atrofia del órgano de Corti.

Entre los trastornos típicos se encuentran:

Presbiacusia. Es la disminución de la agudeza auditiva para los sonidos de alta frecuencia. Comienza de forma insidiosa, nunca bruscamente, entre los 50 y 60 años, y progresa lentamente con la edad. Es bilateral y aproximadamente simétrica. Se trata con audífonos.

Otosclerosis. Es la neoformación de tejido esponjoso en el estribo. Produce una presbiacusia; el anciano escuchará mejor cuando se le hable a distancia o en voz baja.

La intervención del profesional debe permitir:

-Facilitar la comunicación con el anciano, evitando tonos altos y gritos en el oído.
-Utilizar frases cortas y sencillas y vocalizar bien.
-Mantener los labios a la vista del paciente.
-Identificar y resolver los problemas más comunes de las prótesis.

-Realizar y enseñar al anciano y a sus familiares las medidas de higiene del oído.

BRONQUITIS CRÓNICA

Afección por la producción crónica o excesiva de secreción mucosa en las vías aéreas. Se manifiesta por tos productiva. Desde el punto de vista anatómico hay hipertrofia e hiperplasia de las glándulas mucosas y engrosamiento de la pared bronquial. El resultado final es una reducción en el diámetro interno de la vía aérea, que crea obstrucción al flujo de aire.

Como causas de la bronquitis crónica tenemos infecciones respiratorias, el tabaco y la inhalación de sustancias irritantes.

Tratamiento natural:
El tratamiento de la bronquitis aguda implica el reposo en cama, administración de líquidos y una dieta a gusto del enfermo. Las hierbas de elección son el eucalipto, drosera, grindelia, malvavisco, la amapola para sedar la tos fuerte, la pulmonaria, el tusílago, la violeta, la malva y sobre todo el llantén. El gordolobo y la raíz de loto, también dan buenos resultados.

Alimentos de especial interés son los puerros, los berros, los ajos, las patatas y las judías verdes. El cocimiento de higos secos en vino tinto o agua sigue siendo, no obstante, el mejor tratamiento para este tipo de afecciones ya que nutre adecuadamente, reconforta, relaja, suaviza la mucosa inflamada y es el mejor mucolítico natural conocido.

Se recomienda el ginseng, y en caso de infección se tendrán en cuenta el tomillo, la capuchina, la Equinácea y más que nada el Própolis. Si existe disnea o asma, la grindelia, la drosera y el sol de oro, son otras ayudas importantes.

El jugo de cebolla y ajo, incluso en sopa caliente, descongestionan los bronquios.

Antimonium sulfuratum 9CH, Hyoscyamus CH4

CAÍDAS

Las caídas representan uno de los grandes Síndromes Geriátricos, y un importante y complejo problema de salud, por su frecuencia, y por sus complicaciones graves asociadas como lesiones, incapacidad e incluso muerte.

Los accidentes son la 5ª causa de mortalidad entre las personas mayores de 65 años y las caídas constituyen la mayor parte de estos accidentes. El 75% de las caídas se producen en mayores de 75 años. Es fundamental destacar que aunque tradicionalmente se han considerado como sucesos fortuitos o como una consecuencia inevitable del envejecimiento, las caídas son "predecibles" y por tanto susceptibles de prevención.

La frecuencia de caídas se halla directamente relacionada con la edad y el sexo:

Un tercio de las personas mayores de 65 años se caen una vez al año, y de ellos la mitad vuelven a caer.

Las mujeres caen con mayor frecuencia (40% caen cada año frente a 28% los hombres) hasta los 75 años y posteriormente se igualan en frecuencia.

En los mayores de 85 años, si se producen caídas, éstas son más reiteradas y con peores consecuencias.

Los factores de riesgo responsables de una caída son:

A) *Intrínsecos o relacionados con el propio anciano*: El anciano tiene predisposición a caer, siendo múltiples las causas que pueden contribuir a ello.

Cambios del envejecimiento que afectan a la visión, el oído o el aparato locomotor.

Enfermedades crónicas y agudas: las caídas pueden ser la primera manifestación, o en otros casos, una manifestación atípica de patología aguda.

Fármacos: Los fármacos juegan un papel muy importante en las caídas del anciano, de forma que existe una relación directa entre el número de medicamentos, y el mayor riesgo de sufrir una caída, considerándose una cifra claramente peligrosa la toma de 4 ó más fármacos. Existen 2 grandes grupos, psicofármacos y fármacos cardiovasculares, que intervienen en la etiología de muchas caídas.

B) *Extrínsecos o derivados de la actividad o el entorno:* Son numerosos. La mayoría de las caídas se producen durante actividades cotidianas, como andar, cambiar de posición, asearse. Solo el 5-10% tiene lugar en la ejecución de tareas claramente peligrosas como cambiar una bombilla.

En la vivienda: suelos irregulares o deslizantes; iluminación incorrecta; escaleras en mal estado; estancias de la casa no acondicionadas adecuadamente.

En las calles, plazas, jardines, etc.: aceras estrechas, pavimento defectuoso, obstáculos.

En los medios de transporte: movimientos bruscos del vehículo.

Los factores ambientales son una causa importante de caídas en ancianos activos, mientras que para los ancianos enfermos son más importantes los factores intrínsecos. En la comunidad, las caídas están más directamente relacionadas con factores de riesgo extrínsecos. En las Residencias y Hospitales, influyen más los factores intrínsecos como problemas de la marcha o alteraciones del equilibrio, cuadros confusionales, fármacos, problemas visuales, etc.

Existen dos grupos de medidas para prevenir las caídas en el anciano: Cambiar la conducta del anciano y cambiar el entorno. Para ello, es necesario una combinación de intervenciones médicas, rehabilitadoras y ambientales que serán ajustadas o modificadas para cubrir las necesidades del individuo, con el objetivo de conseguir la máxima y más segura movilidad del anciano.

A. Intervenciones médicas: actuando sobre los múltiples factores de riesgo, con:

Medidas generales: actividad física regular, dieta equilibrada, evitar hábitos tóxicos (alcohol).

Medidas específicas sobre los factores presentes en el propio anciano:

Visión: usar gafas, revisión por un oftalmólogo, operación de cataratas

Audición: audiometría, extracción de cerumen.

Alteraciones de los pies: acudir al podólogo, cortar uñas y callosidades, corregir deformidades.

B. Intervenciones rehabilitadoras: Algunos pacientes pueden beneficiarse de un programa de rehabilitación para enseñarle a levantarse tras una caída, reeducar la marcha o rehabilitar su estabilidad. Hay que tratar de forma precoz el síndrome postcaída. Sea cual sea la edad, la gimnasia bien dirigida aportará altos beneficios, debiendo buscar con preferencia aquellos movimientos que contribuyan a mejorar el equilibrio y la coordinación de movimientos.

C. Intervenciones ambientales: Incluye la educación del paciente y sus cuidadores para que el entorno se adapte al anciano:

Generales: Retirar alfombras o fijarlas. Graduar la luz para evitar destellos. Luz adecuada en el trayecto entre la cama y el baño.

En el domicilio: Poner pasamanos en las escaleras. Tener fácil acceso a los instrumentos de cocina. Armarios y estantes bien fijos y a la altura adecuada. Indicadores de gas. Barras de sujeción en la bañera. Utilizar asientos elevados y asideros en el inodoro. Evitar superficies resbaladizas. Usar colchones duros y firmes.

Calzado: Calzado bien ajustado y antideslizante. Evitar caminar descalzo o en calcetines.

Ayudas externas (bastón, andador...) adaptadas a sus necesidades.

D. Intervenciones psicosociales: Evitar la sobreprotección de los familiares con el anciano que se cae. Hay que estimular el mantenimiento de las actividades básicas e instrumentales de la vida diaria. Detectar las necesidades de soporte social y responder a esas necesidades.

Dentro de la exploración clínica del anciano y en relación con el riesgo de caídas, hay que valorar especialmente los siguientes puntos:

-Tensión arterial.
-Alteraciones visuales.
-Alteraciones de la función vestibular, presencia de vértigo.
-Alteraciones de la sensibilidad posicional y táctil.
-Alteraciones cardiovasculares: síncopes previos, alteraciones del ritmo cardiaco.
-Alteraciones cognitivas: demencia, obnubilación.
-Problemas podológicos: juanetes, callosidades.
-Alteraciones osteomusculares: artropatías, contracturas musculares, rigideces articulares.

A su vez es importante reconocer los distintos tipos de traumatismos:

Contusión. Es una lesión de las partes blandas producidas por una fuerza no cortante. Suele ir acompañada de una equimosis y, en su fase tardía, de hematomas.

Esguince. Es una lesión de la unidad músculo-esquelético-ligamentosa a nivel articular. Su mecanismo de producción es una torsión o estiramiento.

Luxación. Es la situación en la cual las superficies articulares pierden su contacto anatómico.

Fractura. Es el traumatismo en el que existe una pérdida de continuidad en el hueso. Pueden aparecer lesiones de partes blandas que la compliquen.

El principal objetivo del profesional de enfermería debe ser adoptar las medidas para aportar al enfermo confort y evitar movimientos o actuaciones que perjudiquen al mismo.

En la intervención de urgencia la primera medida será evitar o disminuir el shock con una correcta inmovilización de la región afectada, calmar el dolor e impedir la agravación de las lesiones de partes blandas.

Las fracturas más frecuentes en el anciano son:

Fractura de cuello de fémur. Constituye la fractura más frecuente en el anciano. En la mujer, la osteoporosis contribuye a que se produzcan este tipo de fracturas, por la pérdida de resistencia del hueso debida a la deprivación de estrógenos que provoca la menopausia. En los últimos 10 años, la incidencia de fracturas de cadera ha aumentado debido a la mayor esperanza de vida de la población anciana.

Fractura de Colles. Dentro de la patología de la muñeca traumática en el anciano, la más común es la de Colles. Esta lesión, que es más frecuente en la mujer, consiste en una fractura del radio, situada a menos de 2,5 cm de la muñeca. La fractura se produce por una caída con la mano en extensión.

Fractura de la extremidad superior del húmero. Son bastante frecuentes en la práctica diaria. Se dan, generalmente, en individuos de edad avanzada y tras traumatismos leves. Se produce habitualmente por caída con el brazo extendido.

CÁNCER

El cáncer no es una sola enfermedad sino un grupo de más de 200 enfermedades distintas en las que se produce un crecimiento anormal de las células, hasta convertirse en masas de tejidos llamados tumores. Hay dos tipos de tumores: benignos o no cancerosos y malignos o cancerosos.

Los tumores benignos tienen seis características principales:

Sólo crecen hasta un determinado tamaño.
Normalmente no crecen muy rápido.
No destruyen células normales.
No se propagan al tejido que les rodea.
Normalmente no producen efectos secundarios graves.
Por lo general crecen de una manera ordenada.

Los tumores malignos se conocen por su capacidad para invadir y destruir tejidos y órganos, tanto los que están cerca como los que están lejos del tumor original. La muerte se produce cuando la propagación del cáncer daña los tejidos y los órganos vitales, de tal manera que no pueden funcionar.

Las células del cáncer atacan el tejido sano y nunca dejan de multiplicarse. El cáncer tiene un comportamiento distinto en cada persona, según su tipo. Puede darse a cualquier edad, pero es mas probable que afecte a personas de edad avanzada; por lo general a partir de los 55 años. El cáncer también puede presentarse en niños, y de hecho, es la segunda causa principal de muerte en niños de edades comprendidas entre 1 y 15 años.

Las posibilidades de supervivencia al cáncer dependen del lugar del cuerpo en que se encuentre el cáncer y de las clases de tratamiento utilizadas. Hay tres formas principales de tratar el cáncer:

Cirugía.
Radioterapia.

Quimioterapia.
Terapias alternativas

Para el tratamiento del cáncer, se puede utilizar un solo método o una combinación de varios.

El 50% de todos los cánceres y el 60% de fallecimientos por cáncer, tiene lugar en la población geriátrica, aumentando la incidencia con la edad.

En los varones los más frecuentes son:

Cáncer de pulmón: primera causa de muerte en personas > de 65 años.
Cáncer de próstata: primera causa de muerte en varones > de 80 años.
Cáncer colo-rectal: tercera causa de muerte.

En las mujeres los más frecuentes son:

Cáncer colo-rectal: primera causa de muerte.
Cáncer de mama: ocupa el primer lugar entre 65-69 años.
Cáncer de útero y ovario: causan también muchas muertes, destacando en importancia el cáncer endometrial a partir de los 75 años.

La mejor manera de prevenir el cáncer es la Prevención primaria, esto es disminuir el riesgo de padecer cáncer en personas sanas. Si esto no se consigue, el siguiente paso es intentar la detección y diagnóstico precoz, esto sería la Prevención secundaria.

Prevención primaria: Según los expertos, más del 80% de las muertes por cáncer en los países desarrollados se podría evitar. Para ello es necesario tomar unas medidas para contrarrestar los factores predisponentes que están presentes en la aparición del cáncer:

Reducir o eliminar el consumo de tabaco: Es un importante cancerígeno. El tabaco mata a una de cada cuatro personas que fuman más de 20 cigarrillos o más al día, produciendo además una disminución en la esperanza de vida de 15 años.

Dieta: La dieta y la nutrición juegan un importante papel en la prevención primaria del cáncer. Las recomendaciones dietéticas son:

Consumir variedad de frutas y verduras.
Mantener un peso corporal estable.
No tomar suplementos dietéticos.
Limitar el uso de la sal.
Limitar el consumo de alcohol.

Radiaciones solares: Evitar la sobreexposición al sol. Uso de cremas de protección solar.

Prevención secundaria*:* Consiste en examinar individuos asintomáticos para encuadrarlos dentro del grupo de pacientes con probabilidad de padecer o no algún tipo de cáncer. El objetivo principal es reducir la mortalidad en la población y llevar a cabo un diagnóstico precoz. Actualmente sólo hay dos tipos de neoplasias malignas donde se ha evidenciado que la prevención secundaria es eficaz: el cáncer de mama y el cáncer de cuello uterino.

Tratamientos naturales:
Una alimentación vegetariana, baja en calorías y rica en antioxidantes, siempre ayuda a mejorar el estado general y disminuir la evolución de la enfermedad. Un ayuno a la semana, y una semidieta basada en vegetales y frutas, puede ser recomendable. Diariamente deberemos tomar una ensalada rica en antioxidantes a base de remolacha roja, apio y zanahoria, para impedir la formación de radicales libres. El mijo, la melaza, los productos lácteos acidificados (yogur, kéfir), son también importantes.

Los cereales integrales deben constituir la base de la alimentación y se suprimirán las carnes y los huevos, así como cualquier exceso de proteínas. Los berros, las alcachofas y la alfalfa, también son otros alimentos a incluir en la dieta.

En cuanto a plantas medicinales, muchas son las hierbas que se han probado con más o menos éxito contra el cáncer y el fracaso o el éxito del tratamiento depende esencialmente de lo precoz que sea. Las plantas medicinales se pueden y se deberían utilizar junto con los medicamentos, consiguiendo así una mejor eficacia por la terapia conjunta.

Para reforzar el sistema inmunitario se aplicarán de manera sistemática el Própolis y la equinácea. Especialmente importante es el empleo de las plantas Uña de gato y Anamu. La consuelda se utilizará en los tumores superficiales de piel, así como la celidonia, pero nunca se administrarán oralmente.

Otras plantas de reconocida acción anticancerosa son: cola de caballo, capuchina, bolsa de pastor (sobre todo cuando coexistan hemorragias) y las esencias de ciprés y clavo. En los tumores de mama se ha demostrado como muy efectiva la aplicación local de la vellorita, o el aceite de Onagra.

De todas las hierbas recomendadas el Hipericón ocupa el lugar de elección, pues su efecto antidepresivo ayudará, y en ocasiones definitivamente, a mejorar la mayoría de las patologías tumorales. Esta extraordinaria hierba no solamente mejora el estado anímico del enfermo, sino que potencia el sistema inmunitario. La unión de los dos efectos podría suponer una ayuda para cualquier otro tratamiento, pues no hay que olvidar que somos cuerpo, alma y mente, y es inútil intentar curar el cuerpo si la mente no colabora.

Los oligoelementos a utilizar continuamente, alternándolos entre sí, son el selenio, el cromo y el magnesio, así como la mezcla cobre-oro-plata. El Germanio también parece ser que tiene acciones muy benéficas.

Como suplementos dietéticos se administrarán con preferencia las vitaminas A, C y E en dosis altas. También son útiles la lecitina, las vitaminas B15 y B17, y también la B6, PP, PABA y cualquier compuesto a base de ácidos grasos.

Otras medidas importantes son la inmersión en agua caliente arcillosa, durante media hora, pero bebiendo líquidos en abundancia. El extracto de timo, un ligero ejercicio físico, la visualización (el enfermo se imagina así mismo curándose) y por supuesto el no aislamiento físico ni psicológico, son complementos necesarios. En los casos más graves, la familia o un psicólogo pueden proporcionar más bienestar al enfermo que cualquier medicación.

Se recomiendan también las siguientes Flores de Bach:

Aulaga (Ulex europaeus)

Esperanza. Ánimo para no abandonar y a resistir los malos momentos, pues siempre hay nuevas puertas y posibilidades.

Para el desaliento y la desesperanza profunda. La pérdida de la voluntad para seguir luchando en situaciones dramáticas, como una enfermedad o penuria económica. Negativismo y poca predisposición para probar nuevas vías.

Castaño dulce (Castanea sativa)

Transformación para ampliar horizontes y ayudar a que afloren nuestras reservas internas.

Para los que se sienten al límite de la resistencia física, psíquica y espiritual. En estados de extrema desesperación y angustia, cuando creemos que no podemos soportar más.

Heliantemo (Heliantemun nummularium)

Coraje. Aporta valentía.

En casos de miedo extremo. Temor exagerado a la muerte, terror, pánico. Para sobrellevar el peligro y afrontar la inexorable muerte.

CARDIOPATÍA ISQUÉMICA

Las lesiones en los vasos coronarios originan falta de riego del propio tejido cardíaco, ocasionando enfermedades que se engloban bajo el término de cardiopatía isquémica.

Esta cardiopatía isquémica se manifiesta con los siguientes cuadros:

Angina de pecho.
Infarto de miocardio

La cardiopatía isquémica es la causa más frecuente de muerte en los países desarrollados.

Existen una serie de factores predisponentes:

Aumento de colesterol en sangre
Consumo de tabaco
Hipertensión
Diabetes
Obesidad
Tensión emocional, etc.

Para el tratamiento natural recomendamos el mismo que en la *angina de pecho*.

CONFUSIÓN

Se trata de un trastorno caracterizado por la incoherencia de ideas y de comprensión, que conduce a un estado de perplejidad o desasosiego.

La confusión es a menudo el síntoma de presentación o el más acusado entre los síndromes caracterizados por el deterioro de la función cerebral. Si es agudo, en principio se supone que es reversible.

Los estados confusionales reflejan al parecer la existencia de trastornos del metabolismo cerebral, mediados probablemente por una anomalía de los sistemas del despertar.

En el cerebro de las personas muy ancianas, los estados confusionales pueden aparecer debido a casi cualquier alteración física y tras ciertos trastornos psicológicos, sobre todo en estados depresivos.

No obstante, para desencadenar un estado confusional agudo basta incluso un cambio ambiental súbito.

La reacción confusional aguda se caracteriza por la obnubilación mental, un nivel de conciencia que fluctúa entre los extremos de la alerta completa y el coma.

El paciente suele presentar una disminución de la alerta y del conocimiento, así como frecuente somnolencia.

Las características principales del cuadro consisten en:

Una duración relativamente corta.
Obnubilación mental.
Desorientación.
Agitación.
Trastornos de la atención.
Trastornos de la memoria.
Ansiedad.
Desconfianza.

El paciente también puede presentar alucinaciones, pensamientos delirantes y frecuentes alteraciones del lenguaje. El tratamiento debe acompañarse de un ambiente regular en el que, en la medida de lo posible, se dispense al paciente el mismo tipo de cuidados, con ello se reduce al mínimo las exacerbaciones de la confusión debidas a los cambios frecuentes.

La habitación debe estar bien iluminada o, cuando sea oportuno, a oscuras, pues la iluminación ambigua produce ilusiones e, incluso, alucinaciones.

A los pacientes confusos hay que repetirles varias veces las cosas y es muy importante que el encargado de cuidarlos tenga mucha paciencia con ellos. Al mismo tiempo, y aunque un gran número de pacientes ancianos presentan trastornos auditivos que dificultan la comunicación, no se les debe gritar.

Los encargados de cuidar al paciente han de hablarle lentamente, repetir varias veces las observaciones si es necesario y utilizar su nombre de pila, aspecto que a veces representa un punto de referencia importante en el seno de la confusión que los domina.

Tratamiento natural

De gran utilidad son las siguientes plantas medicinales: Gingko Biloba, Vinca, Ginseng, Eleuterococo, Romero e Hipericón.

Son recomendables dosis continuadas de vitaminas del grupo B.

DEMENCIA SENIL

En el siglo I d.C., Celso, en su obra *De Medicina*, desarrolló por primera vez los conceptos de delirium y dementia. El delirium designaba un estado agudo, asociado con frecuencia a fiebre, mientras que la dementia se refería a un estado crónico.

A Pinel se debe la introducción del término demencia en el vocabulario médico habitual y la descripción precisa de sus principales características.

Actualmente, se entiende que:

La demencia es un síndrome (conjunto de síntomas y signos).
Produce el deterioro global de las facultades intelectuales.
Tiene siempre un carácter orgánico (afectación difusa o localizada de los hemisferios cerebrales).
Produce desadaptación social y/o laboral.

Se conocen varias decenas de enfermedades que originan demencia, y de todas las posibles causas, se admite que aproximadamente un tercio son potencialmente curables. Por ello, es preciso buscar la causa sobre un síndrome demencial.

Las demencias se han convertido en el tercer problema de salud en los países desarrollados, tras las enfermedades cardiovasculares y el cáncer, y representan una de las principales partidas del gasto sanitario y, simultáneamente, uno de los más importantes campos de investigación biomédica, junto al SIDA y al genoma humano.

La principal causa de demencia es la enfermedad de Alzheimer, la cual representa entre el 40 y el 60% de todos los casos. Le sigue la demencia vascular con un 20-30% de casos. Un 15-20% es debido a la asociación de la enfermedad de Alzheimer con enfermedad vascular. El resto de demencias (10-15%) incluye diversas enfermedades, entre las que se encuentran formas de demencia potencialmente reversibles.

El estudio cooperativo europeo sobre la prevalencia de las demencias refleja que la prevalencia de las demencias aumenta con la edad de forma similar en todos los países participantes, y los datos difieren poco de los obtenidos en otros continentes. Según este estudio, la demencia afecta por igual a hombres y mujeres, asciendo al 20% en mayores de 80 años y al 30% en mayores de 90 años.

El curso de una demencia se prolonga habitualmente varios años. En este tiempo pueden surgir diversos problemas asociados. Estos se pueden clasificar en:

Problemas biológicos. Entre estos problemas se pueden citar incontinencia urinaria y fecal, problemas cutáneos y reacciones adversas a medicamentos.

Problemas psíquicos. Además de los trastornos cognitivos característicos, pueden presentarse cuadros depresivos, alteraciones del patrón del sueño, agresividad, ideas delirantes, alucinaciones, reacciones catastróficas y otras alteraciones del comportamiento.

Problemas sociales. Relacionados con el manejo del dinero, extravío, conducta social inadecuada y alteración en la convivencia familiar.

Para la atención integral al paciente demente, es necesaria la cooperación de todos los profesionales sanitarios, no sanitarios y técnicos.

Los objetivos generales de las estrategias asistenciales son:

Mantener las funciones cognitivas, mediante ejercicios y técnicas neuropsicológicas específicas.
Mantener la movilidad, mediante actividad física general.
Mantener la integración en el medio habitual, mediante orientación y participación en tareas del hogar o la residencia.

Desdichadamente, los recursos asistenciales públicos para la atención a pacientes con demencia son escasos.
Aproximadamente, dos tercios de los gastos que originan estos enfermos corren a cargo de los propios familiares, con el consiguiente gasto económico y repercusión emocional.

Tratamiento natural

Las plantas medicinales óptimas son el Ginseng, Eleuterococo, Romero, Gingko Biloba y Vinca, además del Hipericón. También se recomiendan árnica, jengibre y aceites esenciales de albahaca.
Jalea real, vitamina B-15, nueces, lecitina.
La administración de ácido fólico es imprescindible para lograr una curación al menos parcial.
El azúcar o la miel es necesario aportárselo diariamente, salvo que tenga diabetes; aun así, se deberá utilizar fructosa o azúcar moreno siempre que sea posible. Tampoco hay que suprimirles de golpe todos los pequeños caprichos culinarios, aunque nos puedan parecer negativos.
La asociación cobre-oro-plata, es un tratamiento de fondo adecuado.
Cocculus, Natrium muriaticum, Phosphurus, Baryta carbónica, Ignatia amara, Lycopodium.
Flor de Bach: *Castaño blanco* (Aesculus hippocastanum)

DEPRESIÓN

La depresión consiste en un estado de infelicidad, más o menos permanente, que se acompaña del menoscabo de las actividades psíquicas y corporales. Constituye uno de los problemas psiquiátricos más comunes, y es la enfermedad mental más frecuente en la vejez.

Se admite que los síndromes depresivos aumentan con la edad, posiblemente porque ahora se diagnostican mejor. En el pasado eran fácilmente etiquetados de demencia.

Hoy sabemos que la depresión no precipita ni favorece la aparición de demencia, que cursa igual que en épocas más jóvenes, que se beneficia de los tratamientos farmacológicos habituales y que la depresión no está ligada al proceso de envejecimiento normal.

Envejecer no significa deprimirse, el envejecimiento no tiene como característica especial el ánimo deprimido. Sin embargo, las características biológicas, psicológicas y sociales que inciden en los ancianos favorecen la aparición de estos cuadros.

Entre las características más significativas del síndrome se encuentran:

Humor depresivo.
Pérdida de interés por las cosas y de disfrutar con ellas.
Disminución de la vitalidad que lleva a la reducción de actividades y el cansancio exagerado.
Déficit de atención.
Pérdida de confianza en si mismo.
Ideas de culpa y perjuicio.
Perspectiva sombría de futuro.
Pensamientos y actos suicidas.
Pérdida de apetito y de peso (a veces ganancia).
Disminución de la libido.
Alteración del sueño.
Inhibición psicomotora (a veces agitación).

Alteraciones neurovegetativas (sequedad de boca, estreñimiento).

En las depresiones graves, pueden aparecer ideas delirantes con contenidos de culpa, ruina y de perjuicio e, incluso, alucinaciones en forma de voces acusatorias, siempre secundarias al ánimo decaído.

Típicamente, existe un empeoramiento matutino de la sintomatología.

La enfermedad tiende a ser recurrente. Habitualmente, cede con tratamiento antidepresivo, sin embargo, en algunos casos, la enfermedad puede cronificarse.

Al mismo tiempo, la depresión posee ciertas características sintomáticas en la tercera edad. Se trata de:

-Aumento de cuadros ansiosos y agitados.
-Aumento de elementos paranoides.
-Aumento de somatizaciones ansiosas y quejas hipocondríacas.
-Descenso de la inhibición psicomotora.
-Aumento relativo de alucinaciones.
-Aumento relativo de delirio de ruina.
-Disminución de sentimientos de culpa.
-Aumento del riesgo de suicidio.

El riesgo de suicidio es alto entre varones deprimidos de más de 65 años.

Aproximadamente el 80% de las personas que cometen suicidio hablan de sus intenciones con antelación. El paciente puede expresar sus ideas suicidas directamente, o bien utilizando frases que, indirectamente, ponen en evidencia sus deseos de morir.

Tratamiento natural

La hierba por excelencia para cualquier tipo de depresión es el **hipericón**, aunque tarda unos días en empezar a hacer efecto.

También son útiles el eleuterococo, la avena y la melisa. La medicina china emplea la Angélica y el Regaliz, mientras en aromaterapia se emplean los aceites de jazmín, geranio y melisa.

El litio es el mejor remedio para evitar que entre en una fase crónica.

El polen, la jalea real y los aminoácidos L-Tirosina y DL-fenilalanina, tienen una efectividad bastante interesante en el tratamiento de fondo de todas las depresiones. También se recomiendan la vitaminas C, B-12, ácido fólico y B6.

Ignatia amara CH9, Natrum Muriaticum CH5, Kalium phosphoricum Ch4, Arsenicum album Ch9, Pulsatilla Ch4.

Flores de Bach: *Genciana* (Gentiana amarilla), *Mostaza* (Sinapis arvensi), *Rosa silvestre* (Rosa canina).

DIABETES MELLITUS tipo II

Es un trastorno metabólico derivado de un déficit de producción de insulina. Se caracteriza por presentar hiperglucemia.

La diabetes desarrolla complicaciones agudas y crónicas en todas las edades, pero en el paciente geriátrico estimula, además, los procesos relacionados con el envejecimiento.

La prevalencia varía desde el 4-6%, en la población general, hasta el 17-18% en el grupo de edad entre 65 y 74 años, pudiendo superar, incluso, el 20% en los mayores de 80 años.

El planteamiento del tratamiento hipoglucemiante en un paciente geriátrico debe tener en cuenta su expectativa de vida, su capacidad y la de sus cuidadores para comprender el programa terapéutico, la existencia de complicaciones propias de la diabetes y la intercurrencia de otras enfermedades.

Es importante matizar que no es prudente llegar a instaurar en estos pacientes una insulinización intensiva, porque las hipoglucemias tienen un riesgo muy elevado en los ancianos.

Es preciso, también, vigilar las incompatibilidades medicamentosas, pues suelen ser pacientes con más enfermedades crónicas que necesitan medicación.

Tratamiento natural

Las hierbas de elección y de las cuales no podremos prescindir durante largo tiempo son el copalchi y la travalera, las cuales se tomarán desde una infusión diaria hasta seis en los casos más serios. Otras hierbas que se deberán simultanear o administrar a intervalos son la bardana, las hojas de olivo, el eucalipto, las vainas de judías y quizá la alholva. Para prevenir la degeneración hepática se utilizarán el diente de león y la alcachofera. Todas ellas son sumamente eficaces en los casos leves y no complicados.

En sustitución del café se utilizará ginseng o eleuterococo y por la noche se podrá tomar un té de achicoria o malta.

Los oligoelementos cromo, zinc y manganeso no deben faltar, ya que sin ellos el tratamiento puede fallar.

Una cura tres veces al año de jalea real y suplementos diarios de vitaminas B1 y B2, serán también parte del tratamiento. La cebolla es un alimento con buenas propiedades.

Natrum sulfuricum CH4, Arsenicum CH6, Acidum phosphoricum CH2, Arnica CH4, Acidum lacticum CH4, Uranium nitricum CH 6.

ENFISEMA

Se define como un proceso pulmonar irreversible caracterizado por un ensanchamiento permanente del espacio aéreo distal al bronquiolo terminal, acompañado de destrucción de sus paredes. El síntoma más común entre los pacientes con enfisema es la disnea de esfuerzo.

Las categorías de agrandamiento del espacio aéreo comprenden el agrandamiento simple y el enfisema. El problema más común del agrandamiento simple del espacio aéreo observado en el anciano es una afección denominada pulmón envejecido. Aproximadamente la mitad de la población mayor de 70 años de edad desarrolla el pulmón envejecido. A pesar de la asociación implícita con el envejecimiento no se sabe si la edad es por sí sola un factor, o sí es a la edad combinada con factores ambientales lo que produce los cambios enfisematosos. Hay disnea, expectoración escasa, tos ocasional e infecciones respiratorias ocasionales.

ESTREÑIMIENTO

Se define estreñimiento como el descenso de la frecuencia de la defecación por debajo del hábito normal del individuo, que se puede acompañar de heces más secas, paso dificultoso de las mismas y ocasionalmente sensación de evacuación incompleta.

Representa uno de los grandes problemas geriátricos por su frecuencia, sus graves complicaciones y su importante incidencia en la calidad de vida del anciano.

Las causas más comunes del estreñimiento son los malos hábitos de alimentación como el bajo consumo de alimentos con alto contenido de fibra, ingestión insuficiente de líquidos; malos hábitos de defecación, como la falta repetida de respuesta a la urgencia por defecar y de una hora regular, además de pérdida del tono muscular del intestino. También son causas comunes el uso excesivo de laxantes, la tensión nerviosa y las preocupaciones. Determinados fármacos también pueden producir estreñimiento, por ejemplo el hierro, los antiácidos, antidepresivos, opiáceos y derivados (morfina, codeína), etc.

En el estreñimiento crónico es necesario saber si es causado por alguna enfermedad (por ejemplo tumores), con la finalidad de poder llevar a cabo un tratamiento adecuado.

Complicaciones del estreñimiento: La acumulación de heces fecales duras, abundantes y el esfuerzo que se tiene para desalojarlas aumenta la presión sobre las paredes del intestino y entorpecen la circulación normal de la sangre en la parte inferior del cuerpo, pudiendo dilatarse las venas y formar varices en las extremidades inferiores y hemorroides.

Otras complicaciones son:

Impactación fecal: El estreñimiento crónico puede conducir a la formación de una masa grande de heces secas y duras dentro del recto (fecaloma) que puede ser tan grande que no se puede evacuar. Entonces aparece la pseudodiarrea (falsa diarrea) y en ella las heces líquidas de la parte superior del intestino pueden moverse alrededor de la masa y filtrarse saliendo al exterior.

Incontinencia fecal: Es la emisión involuntaria de las heces. Al acumularse las heces, y hacerse duras y compactas, van debilitando las paredes del intestino y hace que el esfínter rectal no se pueda cerrar adecuadamente, permitiendo la fuga de las heces.

Hemorroides: Son venas dilatadas en la porción baja del recto o ano. Se producen por una presión mantenida en dichas venas.

Fisuras anales: Son pequeños desgarros o grietas en la mucosa anal que pueden provocar defecaciones dolorosas y hemorragias.

Divertículos: Los divertículos son pequeñas bolsas que sobresalen del tubo digestivo, sobre todo en la parte final del colon.

Tratamiento natural

El tratamiento deberá ser primeramente preventivo, en el sentido de tratar de ir todos los días al servicio, al menos a intentarlo. Sumamente importante es la forma de sentarse en la taza sanitaria, debiéndose intentar que las rodillas queden siempre más altas que la cadera. Para corregir el problema en parte, se recomienda situar los pies encima de algún objeto que los levante al menos 20 centímetros. Haciéndolo así conseguimos dos efectos: uno, relajamos los músculos rectales, y dos, ponemos a la ampolla rectal perpendicular al suelo, facilitando el vaciado.

Entre los alimentos útiles para corregir el estreñimiento tenemos a las ciruelas secas puestas en remojo la noche anterior, los copos de avena, las alcachofas, las peras, las uvas y los higos secos. También son útiles los ajos, almendras, naranjas (en ayunas), cebollas, puerros, manzanas, semillas de lino, el melocotón y los cacahuetes. Se prohibirán el chocolate, el té y el café, así como el exceso de carne, dando preferencia a una alimentación de tipo vegetal rica en fibra.

El salvado, así como el yogur, pueden incluirse en la dieta diaria, pero solamente son eficaces en estreñimientos leves o a largo plazo. De cualquier manera, hay que tener en cuenta que el salvado, al acelerar el tránsito intestinal, también provoca la evacuación de nutrientes importantes.

Hierbas correctoras o preventivas son la malva, fumaria, fresno común, diente de león, violeta, ajenjo, albahaca, alholva, escaramujo, serpol, bardana, menta y salvia.

Para casos rebeldes se utilizarán con preferencia la cáscara sagrada y la frángula, ambas con una buena eficacia y apenas efectos secundarios en tratamientos no superiores a siete días. Se tomarán por la noche y si es necesario, una nueva dosis al levantarse.

El magnesio es el mejor mineral para mejorar el estreñimiento, aunque suele tardar cuatro o cinco días en hacer efecto. También son útiles el polen, la levadura de cerveza y el aceite de oliva crudo.

No hay que olvidar beber mucha agua durante las comidas.

Sulfur CH6, Bryonia CH4, Nux vomica CH4, Graphites CH4, Magnesium muriaticum CH4, Lycopodium CH6, Natrum muriaticum CH 3.

INCONTINENCIA FECAL

La incontinencia fecal se define como la pérdida involuntaria de heces, independientemente de la frecuencia o severidad.

Las repercusiones que conlleva la incontinencia fecal son similares a las descritas para la incontinencia urinaria, al condicionar tanto problemas médicos como psicológicos y/o socioeconómicos.

Se estima que sobre un 10-15% de los ancianos que viven en sus domicilios padecen este problema, incrementándose de forma significativa en caso de incapacidad física o mental.

Las causas más frecuentes de incontinencia fecal son:

Estasis fecal e impactación fecal. Es más común en ancianos con incapacidad física o psíquica, relacionándose casi siempre con situaciones de inmovilidad.

Pérdida del mecanismo normal de continencia.

Problemas que desbordan el mecanismo normal de continencia, como diarrea aguda o dificultad para acceder al baño.

Problemas psicológicos o conductuales: depresión, demencia.

Tratamiento natural

Resulta útil que las heces no estén líquidas, lo que se consigue con zumo de zanahorias, arcilla y levadura de cerveza. Después hay que reeducar el esfínter mediante contracciones voluntarias en el momento de sentir ganas de defecar. El propósito es potenciar ese músculo rectal como se hace con cualquier otro.

En los ancianos el cobreoroplata suele dar algunos resultados positivos.

El tratamiento de fondo consiste en la administración de vitamina B12 (especialmente recomendable en ancianos), octacosanol, vitamina E y Selenio, además de suplementos de proteínas.

HIPERTROFIA BENIGNA DE PRÓSTATA (HBP)

La glándula prostática normal tiene el tamaño de una castaña, estando compuesta por tejido glandular y muscular. La HBP es una hiperplasia del tejido glandular y del tejido muscular, es decir se produce un incremento en el número de las células que componen estos tejidos.

La hipertrofia de próstata es de causa desconocida y es frecuente en varones mayores 50 años y el 80-85% de los varones de más de 65 años presentan síntomas de hipertrofia prostática.

El crecimiento de la próstata presiona la uretra y dificulta el vaciamiento de la vejiga. El síntoma más característico es la alteración del flujo de la orina, sobre todo se observa disminución del calibre y fuerza del chorro, interrupción del chorro y goteo postmiccional.

Tratamiento natural

De especial interés y eficacia es la toma regular de pipas crudas de calabaza y polen.

Si el anciano mantiene cierto deseo sexual se recomienda el coito al menos de una vez por semana, pues descongestiona la próstata con rapidez.

HIPERTENSIÓN ARTERIAL (HTA)

La HTA es el principal factor de riesgo de mortalidad cardiovascular en la población mayor de 65 años. Se define como la elevación mantenida de las cifras tensionales por encima de los valores considerados normales. Los criterios para establecer los límites de normalidad en este grupo poblacional difieren de unas clasificaciones a otras, pues según la OMS se considera HTA cuando la presión arterial sistólica o máxima está por encima de 160 mmHg y la mínima o diastólica por encima de 95 mmHg. En cambio el Consenso Español para el control de la HTA establece unos valores de PA mayores de 140, para la sistólica y mayores de 90 para la diastólica.

La HTA es un factor de riesgo de otras enfermedades:
ACVA (accidente cerebrovascular agudo).
Insuficiencia cardiaca.
Cardiopatía isquémica.
Fallo renal.

Las causas de la HTA pueden ser:

Secundaria a una enfermedad determinada (enfermedad renal, endocrina, etc.), en cuyo caso se denomina hipertensión arterial secundaria.

De causa desconocida, denominándose hipertensión arterial primaria o esencial, siendo ésta la más frecuente.

Puede no originar ningún trastorno, pero cuando aumenta mucho ocasiona los siguientes síntomas:

Cefaleas matutinas
Hemorragias nasales
Palpitaciones
Congestión de la cara
Hormigueos
Sobrecarga cardiaca, etc.

Tratamiento natural

En las hipertensiones primarias, sin complicaciones, las hojas de **olivo** son el mejor tratamiento, ya que además de bajar las cifras altas corrigen el exceso de colesterol, la hiperglucemia y limpian poco a poco la arteria, dándola nueva elasticidad. Otras hierbas también muy eficaces son el muérdago y el espino blanco, éste último imprescindible si existe riesgo de cardiopatías. Se deberán tener en cuenta la zarzaparrilla, y las hojas de abedul, que se darán cuando se sospeche alteración renal.

Los oligoelementos que mejor resultado dan son el manganeso, el yodo, el potasio y el selenio.

Suplemento dietético adecuado es la lecitina y la onagra.

Alimentos recomendados son, en primer lugar, el arroz integral, el ajo crudo, el perejil y el limón. También son recomendables las peras, legumbres, ciruelas pasas, patatas, miel, plátanos, manzanas, soja, germen de trigo, alcachofas y puerros. Un régimen exento de carnes es imprescindible en la fase aguda. La sal común estará prohibida totalmente, aunque se puede sustituir por cantidades pequeñas de sal marina integral, sal de apio o sal de ajo.

No es recomendable comer avellanas, ni coles o derivados.

INCONTINENCIA URINARIA

Se considera incontinencia urinaria a la pérdida involuntaria de la orina durante el día, puede ser debido a varias causas:

Incontinencia de esfuerzo, estrés o tensión: cuando existe un incremento de la presión intraabdominal, siendo muy frecuente en la mujer menopáusica. Aparece con la tos, risa, estornudos, u otros esfuerzos que aumenten la presión intraabdominal. Se producen pérdidas de pequeño volumen.

Síndrome de urgencia-incontinencia: pérdida involuntaria de orina por hiperactividad contráctil del músculo detrusor sin que haya patología urológica y/o neurológica de base. Generalmente se debe a inflamaciones de la pared vesical, pero puede asociarse a enfermedades de próstata y enfermedades neurológicas como Parkinson, Alzheimer, tumores cerebrales. Es la segunda causa más frecuente en general de incontinencia. Es más frecuente en varones, sobre todo en ancianos. Se producen pérdidas frecuentes y voluminosas.

Incontinencia urinaria por rebosamiento o paradójica (pseudoincontinencia): es el rebosamiento de la orina (gota a gota). Las causas más frecuentes son: presencia de cálculos, hipertrofia benigna de la próstata, cáncer de próstata o vejiga. Es la tercera causa más frecuente de incontinencia, así como la más importante en varones.

Incontinencia urinaria de causa neurológica (disfunción vesical neurológica): Es cualquier forma de incontinencia que se acompaña de lesión de las terminaciones nerviosas. Las causas más frecuentes de este tipo de incontinencia son los traumatismos medulares, enfermedades de la médula de tipo degenerativo o malformativo (espina bífida) y neuropatías periféricas,

138

siendo la diabética la más común. Se producen pérdidas intermitentes e imprevisibles de orina.

La incontinencia urinaria representa un problema molesto, que produce irritación de la piel, infecciones en el tracto urinario si no se trata adecuadamente y dificultades psicosociales, como aislamiento, depresión y dependencia. Puede aparecer a consecuencia de un problema médico o psicológico, pero también se puede deber al efecto de algún fármaco que interfiera en el funcionamiento normal del tracto urinario. Suele asociarse con trastornos mentales y con una movilidad reducida, especialmente entre los ancianos de las residencias.

Para que se produzca un funcionamiento adecuado del tracto urinario inferior deben concurrir varios factores:

Suficiente motivación.
Agudeza mental.
Movilidad.
Capacidad para anticiparse a las necesidades de eliminación.
Saber donde se encuentra el baño, el inodoro o la cuña.
Barreras físicas eliminadas.
Medicación sin efectos secundarios.

INFARTO AGUDO DE MIOCARDIO

El IAM puede ser silente, es decir, descubierto semanas o meses después, cuando se lleva a cabo un electrocardiograma. También puede la presentación ser dramática, acompañada de insuficiencia cardiaca congestiva y un posible edema pulmonar.

El diagnóstico de un IAM suele ser difícil debido a los cambios relacionados con la edad en el electrocardiograma y a la falta de representación de las enzimas cardiacas.

Los tres criterios habitualmente fiables para el diagnóstico de IAM:

Presencia de dolor torácico.
Cambios en el electrocardiograma.
Elevaciones de la creatinfosfocinasa (CPK).

Tienen, por tanto, menor especifidad para el paciente anciano. Esto debería recordar a los médicos que deben estar alerta ante estos pacientes ancianos con riesgo de IAM y sospechar su existencia en algunos casos en los que no dispone de información objetiva.

El tratamiento de pacientes ancianos con IAM es esencialmente el mismo que para los pacientes jóvenes, pero con especial consideración a los cambios relacionados con la edad en el sistema cardiovascular que afectan el metabolismo en la medicación y a los riesgos de procedimientos de intervención.

Los pacientes más ancianos van a ser tratados inicialmente con trombolíticos si no tienen ninguna de las contraindicaciones y si se piensa que los beneficios van a superar los riesgos del tratamiento. El riesgo primario de estos agentes es el de hemorragia cerebral.

Tratamiento natural

No hay tratamiento natural de urgencia que de garantía de efectividad. En aquellos casos en los cuales no haya posibilidad de contar con un médico o si la crisis se considera pasada, se realizará al menos un reposo parcial en cama. La cabeza ligeramente levantada, la dieta ligera y rica en grasas vegetales o de pescado (preferentemente salmón), nada de sal y pocas calorías.

El extracto de **espino blanco**, 30 gotas, por vía sublingual puede ayudar mucho hasta que se llegue a un centro especializado y si hay hipertensión, hojas de olivo. Las infusiones en esta fase no proceden y se emplearán posteriormente, junto con el tratamiento médico, para evitar recaídas.

El potasio y el calcio son dos minerales necesarios en la convalecencia, lo mismo que el germanio, el cual ahorra oxígeno y contribuye a corregir la falta producida por la isquemia. Posteriormente el cromo afianzará los resultados.

El primer alimento serán los copos de Avena en sopa con algo de ajo y zumos de frutas y verduras. Posteriormente, la Vitamina B15.

MEMORIA, Falta de

El cerebro del anciano presenta dificultad para almacenar o evocar los mensajes que se le mandan. Es por ello que con la senectud el individuo presenta dificultad para evocar ciertos sucesos.

La memoria a corto plazo o inmediata es la que está más afectada, debido a la dificultad anteriormente mencionada. Sin embargo la memoria a largo plazo está conservada, pues en el momento en que se almacenaron los mensajes el cerebro estaba en óptimas condiciones. El anciano vive apoyado de los recuerdos de esta memoria a largo plazo y en muchas ocasiones todo gira alrededor de ella, ocasionando incomprensión y rechazo de los interlocutores.

Tratamiento natural
Lecitina de soja, L-Glutamina y Gingko Biloba.

NEUMONÍA

Es la infección vírica o bacteriana que produce inflamación del parénquima (tejido) pulmonar, siendo la primera causa de ingreso hospitalario en los ancianos. También es una complicación frecuente cuando el anciano ingresa por otro motivo.

En el anciano, la causa habitual de neumonía es la infección bacteriana de varios patógenos a la vez y suele desencadenarse por la edad, inmunosupresión, inmovilidad, debilidad y frío, aunque el tipo de neumonía que se produce con mayor frecuencia en el anciano es la neumonía por aspiración de la flora o contenido orofaríngeo. El mecanismo de producción es por microaspiración de gérmenes de la orofaringe en ancianos con alguna enfermedad de las citadas, cuando están durmiendo, tras la manipulación con instrumentos de exploración del aparato respiratorio y/o digestivo, intubación endotraqueal, aspiración de secreciones, uso inadecuado del aparataje de oxigenoterapia o por regurgitación gástrica por hernia hiatal.

En este tipo de enfermedad está directamente implicado el equipo de enfermería, ya que en el momento que realice inadecuadamente alguna de las técnicas de aspiración de secreciones y/o ventilación, corre el anciano un alto riesgo de padecer esta patología respiratoria.

El 90% de los casos de neumonía en el anciano requieren hospitalización, por lo que se la considera la primera causa de hospitalización en este grupo de población, al tiempo que representa la primera causa de muerte entre las personas ancianas.

Los síntomas en el anciano difieren respecto a los de una persona joven, y suelen pasar casi desapercibidos en la primera fase. Hay desorientación, somnolencia y/o confusión, apatía, falta de apetito, sensación de no encontrarse bien, ingesta deficiente de líquido, cambios de comportamiento, de conciencia y del estado mental.

Tratamiento natural

El tratamiento debe ser inmediato, ya que pasados tres días las posibilidades de curación total son menores, sobre todo en las personas de más de 50 años, e implica el ingreso hospitalario. Se impone el reposo en cama y la ingestión de muchos líquidos, ya que hay peligro de deshidratación. Si no hay complicaciones la enfermedad remite a las 48 horas.

El tratamiento fitoterápico en la fase de convalecencia incluye las cataplasmas de hojas de col en el pecho y el mantenimiento de una atmósfera rica en esencias balsámicas. Por supuesto, habrá que evitar el enfriamiento de los pies y el que suba la fiebre en demasía. Hierbas adecuadas son muchas y entre ellas tenemos a la pulmonaria, malvavisco, yemas de pino, llantén y tusílago. Para evitar una recaída o en caso de resistencia a la antibioterapia, se combatirá la infección con Própolis, que se reforzará con Equinácea, tomillo y capuchina.

En casos crónicos, el cobre y el germanio son los oligoelementos más adecuados.

La vitamina A, junto a la C, así como dosis suficientes de calcio, será el tratamiento complementario.

La cocción en vino de higos secos sigue siendo no obstante el remedio popular más inofensivo y efectivo, mucho más si lo reforzamos con miel de eucalipto. El ajo crudo es otro buen auxiliar.

NEUROSIS

Es el mecanismo de defensa que tiene su origen en dificultades personales íntimas.

Causas:
Separación.
Duelo.
Jubilación.
Perdida de status social.

Reacciones mas frecuentes:
Ansiedad y angustia.
Fobias de origen neurótico; miedo a la calle, a caídas, a robos etc.

Reacciones características:
Dogmatismo.
Hostilidad.
Rigidez mental.

Depresión neurótica leve:

Reacción psicógena frecuente, crea en el anciano sentimiento de soledad. Somatiza su ansiedad en forma de:

Insomnio o anorexia.
Estreñimiento.
Cefaleas.
Opresión precordial etc.

Hipocondría

Su interés constante por su estado de salud puede llegar a convertirse en una personalidad neurótica.

Una de las preocupaciones más frecuente de los hipocondríacos ancianos es el estreñimiento, que creen que está ocasionado por una obstrucción intestinal, creyendo que deben ser intervenidos o morirán.

Los hipocondríacos exageran los síntomas para llamar la atención de los cuidadores.

Escala de hipocondría de Brink

1- ¿Está satisfecho de su estado de salud?
(H - No)
2- ¿Se encuentra siempre bien?
(H - No)
3.- ¿Se halla siempre cansado?
(H - Sí)
4.- ¿Se siente mejor por las mañanas?
(H - No)
5.- ¿Nota con frecuencia molestias raras o dolores inexplicables?   (H - Sí)
6.- ¿Le parece mal que la enfermera o el médico le digan que no tiene nada?   (H - Sí)

Un punto por cada respuesta H. Grados de hipocondría variables de 0 a 6

INDICACIONES TERAPÉUTICAS EN
REACCIONES DEPRESIVAS, DUELO Y SIMILARES

Hacer que el anciano lleve una vida lo más independiente posible.

El traslado a un centro de cuidados, o domicilio de un familiar o amigo, sólo temporalmente.

Aconsejar actividades físicas, aficiones etc.

Incluir a familiares, vecinos o amigos en el equipo cuidador.

Facilitarle al anciano nuevas relaciones o incrementar las que tenía

Psicoterapia basada en:

Revisar las relaciones del enfermo con su difunto o problemas que cree causantes de su duelo o situación.

Evitar interpretaciones de conflictos psíquicos intensos.

Apoyar los mecanismos existentes para afrontar la situación.

Facilitar la transferencia de dependencia hacia otras fuentes o personas.

Asegurarle que su sufrimiento, malestar o dolor son transitorios.

Prescribir con prudencia:

Ansiolíticos o antidepresivos (mejor, plantas medicinales) a dosis bajas, vigilando su utilización y posibles reacciones no deseables.

Mantener la farmacoterapia el menor tiempo posible.

OSTEOPOROSIS

Es un trastorno caracterizado por la disminución de la masa ósea total por alteración del recambio óseo normal, básicamente porque es mayor la velocidad de destrucción ósea que la de formación ósea. Ello conduce a una mayor porosidad de los huesos que se vuelven quebradizos y frágiles, favoreciendo la aparición de fracturas que, ante esfuerzos normales, no provocarían dichas fracturas. La localización más frecuente de las fracturas es en la región dorsal y lumbar de la columna vertebral, la cadera y la muñeca.

Una mayor probabilidad de desarrollar osteoporosis se relaciona con:

Deficiencia de hormonas femeninas (estrógenos).
Deficiencia de hormonas masculinas (andrógenos).
Dieta pobre de minerales, sobre todo durante la adolescencia y la juventud.
Efecto adverso de algunos fármacos como glucocorticoides (urbasón, dacortín, etc.), algunos anticonvulsivantes (valium, rivotril, etc.), heparina, algunos diuréticos, etc.
Tabaquismo.
Consumo del alcohol o cafeína.
Vida sedentaria.

Se recomienda especialmente el ejercicio físico suave y continuado, adecuado a cada persona. Y es que la actividad física moderada, lenta y con ejercicios frecuentes de estiramiento, ejerce una influencia fundamental en la homeostasis ósea. El estímulo mecánico del hueso se traduce en la orientación de las fibras colágenas y en la actividad de los osteoblastos, lo que condiciona el fortalecimiento del hueso. También parece seguro que el hueso pierde la capacidad de seguir formándose en ausencia de ejercicio físico variado y continuado, por lo que no hay posibilidad de evitar esta enfermedad ni de curarla sin un plan de musculación y estiramientos adecuados.

Tratamiento natural

Para lograr un buen aporte de minerales se recomiendan:
Almendras, higos secos, sardinas en aceite, aceite de hígado de bacalao, algas marinas, almendras, avellanas, cerezas, brécol, champiñones y calamares.
El ácido fólico es un tratamiento de fondo imprescindible en la osteoporosis menopáusica. Teniendo en cuenta que aunque el

componente mayoritario del hueso es el calcio en forma de sales de carbonato y fosfato cálcico, su eficacia está apoyada por una concentración adecuada de magnesio, fósforo, sodio, potasio, flúor, sulfatos y citratos, además de sílice. La vitamina D es otro complemento imprescindible.

Son de gran utilidad las aplicaciones externas de consuelda y la toma diaria de comprimidos de dolomita, un mineral de origen marino equilibrado en magnesio, calcio y sílice. También, fito-flavonas procedentes de la soja por su contenido en estrógenos que ayudarán a la mujer en la menopausia.

Caléndula, ginseng, salvia, ortiga verde y blanca, diente de león, **cola de caballo**. Se recomienda también la Onagra, por su papel beneficioso en la síntesis de las prostaglandinas, las cuales estimulan también la reabsorción ósea, regulando el desarrollo, maduración y actividad de osteoclastos y osteoblastos.

Calcium phosphoricum, Magnesium phosphoricum, Aurum, Fluoricum.

PARKINSON, Enfermedad de

Es una enfermedad neurológica que se asocia a rigidez muscular, dificultades para andar, temblor y alteraciones en la coordinación de movimientos.

La enfermedad de Parkinson es un proceso neurológico crónico cuyas causas son:

Alteración progresiva de determinadas áreas del mesencéfalo, que controlan y coordinan los movimientos.

Disminución de la dopamina cerebral. La dopamina es un sustancia neurotrasmisora, que trasmite impulsos de unas células nerviosas a otras.

La enfermedad de Parkinson tiene unos síntomas muy característicos:

Rigidez muscular.

Temblor, que puede ser de diferentes intensidades.

Hipocinesia, falta de movimientos.

Dificultades al andar, parece que se siguen a sí mismos.

Mala estabilidad al estar parado, parece que pendulan.

Al comenzar a andar tienen problemas, les cuesta empezar.

Si un movimiento no se termina tiene dificultades para reiniciarlo, o terminarlo.

Falta de expresión de los músculos de la cara.

Lentitud de movimientos.

Acatisia, falta de capacidad de estar sentado sin moverse.

Movimiento de los dedos como si estuvieran contando dinero.

Boca abierta, con dificultad para mantenerla cerrada.

Voz de tono bajo, y monótona.

Dificultad para escribir, para comer, o para movimientos finos.

Deterioro intelectual, a veces.

Estreñimiento.

Depresión, ansiedad, atrofia muscular.

El tratamiento médico va encaminado a controlar los síntomas. Se suele usar Levodopa, que es la molécula que el cerebro utiliza para producir Dopamina, con ello se mejora la coordinación de movimientos. La amantadina se utiliza para tratar el temblor

Tratamiento natural

El tratamiento aconsejado incluye el uso continuado del Própolis (no sabemos la acción clara en esta enfermedad), y Onagra. Entre las plantas medicinales se recomiendan Ginseng, Anamú y avena.

El cobre orgánico es también de gran ayuda.

La lecitina, el polen, las vitaminas B6, B15 y el ácido pantoénico.

Manganum aceticum CH6, Magnesium phosphoricum CH6, Kalium phosphoricum CH6, Silicea CH12. También, gelsemiun, Rhux toxicodendron o Mercurius.

ULCERAS POR PRESIÓN O DECÚBITO

Las enfermedades crónicas suponen una permanencia en la cama prolongada y algunas minusvalías llevan asociadas una falta de movilidad, por lo que en consecuencia son personas candidatas a desarrollar úlceras por presión si no se realizan medidas preventivas. Es de suma importancia que el profesional sanitario conozca los cuidados para prevenir y curar mediante técnicas de enfermería.

Las ulceras por presión, también llamadas úlceras por decúbito, se definen como toda lesión que se produce en cualquier parte del cuerpo sobre la que se ejerce una presión prolongada sobre un plano duro, independientemente de la posición en la que permanezca la persona.

La presión sobre una zona del cuerpo, mantenida durante un tiempo prolongado, da lugar a una disminución del riego sanguíneo en esa zona (isquemia) y por lo tanto una oxigenación deficitaria dc los tejidos que la rodean.

Los tejidos de nuestro cuerpo se alimentan del oxigeno y los nutrientes que la sangre transporta; si los tejidos no reciben el oxigeno y los nutrientes necesarios, terminan por necrosarse, apareciendo en la piel lo que se denomina "escara".

La piel puede soportar una gran presión, pero sólo a intervalos, y la persistencia de una posición determinada o la adopción de posturas prolongadas, originan la aparición de la úlcera.

Los factores intrínsecos de producción de úlceras, son los del propio interior del paciente (estado previo de la piel, estado nutricional) y los extrínsecos provienen del exterior del paciente (la presión).

CAUSAS

Presión: es uno de los factores principales de las úlceras por decúbito. La presión es una fuerza que actúa perpendicular a la piel como consecuencia de la gravedad, provocando un aplastamiento tisular entre dos planos, uno perteneciente al paciente y otro externo a él (sillón, cama, sondas, etc.).La presión capilar oscila entre 6- 32 mm. de Hg. Una presión superior a 32 mm. de Hg., ocluirá el flujo sanguíneo capilar en los tejidos blandos provocando hipoxia, y si no se alivia, necrosis de los mismos.

Fricción: Es una fuerza tangencial que actúa paralelamente a la piel, produciendo roces, por movimientos o arrastres.

Fuerza Externa de Pinzamiento Vascular: Combina los efectos de presión y fricción (ejemplo: posición de Fowler que produce deslizamiento del cuerpo, puede provocar fricción en sacro y presión sobre la misma zona).

Un fenómeno importante dentro de la distribución de la presión es el denominado "efecto iceberg". Este fenómeno se caracteriza porque las presiones se distribuyen en forma de cono, tomando como vértice la piel. Esto hace que la lesión pueda ser de mayor extensión de lo que podríamos pensar observando la superficie de la piel.

También se consideran de fricción, las ocasionadas por aplicación de sistemas de tratamiento, como sondaje vesical, sondaje nasogástrico, etc.

Factores de riesgo:

Fisiopatológicos: Como consecuencia de diferentes problemas de salud:

Lesiones cutáneas: edema, sequedad de la piel, falta de elasticidad.

Trastorno en el transporte de oxígeno: Trastornos vasculares periféricos, éstasis venoso, trastornos cardiopulmonares.

Deficiencias nutricionales (por exceso o por defecto): delgadez, desnutrición, obesidad, deshidratación.

Trastornos inmunológicos: Infecciones.

Alteraciones del estado de conciencia: Estupor, confusión, coma.

Deficiencias motoras: parálisis.

Deficiencias sensoriales: pérdida de la sensación dolorosa.

Alteración de la eliminación (urinaria/intestinal): incontinencia urinaria e intestinal.

Derivados del tratamiento: Como consecuencia de determinadas terapias o procedimientos diagnósticos.

Inmovilidad impuesta como resultado de determinados tratamientos (escayolas, tracciones)

Tratamientos o fármacos que tienen acción inmunosupresora: Radioterapia, corticoides, citostáticos.

Sondajes con fines diagnósticos y/o terapéuticos: sondaje vesical, nasogástrico.

Situacionales: Como resultado de modificaciones de la condiciones personales, ambientales, hábitos, etc.

Inmovilidad, relacionada con dolor, fatiga, estrés.

Arrugas en la ropa de cama, camisón, pijama.

Del desarrollo: Relacionados con el proceso de maduración.

Niños lactantes: Eritema por el pañal.

Ancianos: pérdida de elasticidad de la piel, piel seca, movilidad restringida.

Del entorno:

Falta de educación sanitaria a los pacientes.

Falta de criterios unificados en la planificación de las curas por parte del equipo asistencial.

La falta o mala utilización del material de prevención.

La desmotivación profesional por la falta de formación y/o información específica.

La sobrecarga del trabajo del profesional.

LOCALIZACIÓN

En términos generales las ulceras se encuentran en las prominencias óseas, que son los puntos que más presión soportan, distribuyéndose generalmente de la siguiente forma:

65% en área pélvica (sacro).
30 % en extremidades (sobre todo en los talones).
5 % en otras regiones (región occipital, omóplatos, orejas).

SEGÚN LA POSICIÓN DE APOYO:

Decúbito supino: La espalda del paciente toca con el plano horizontal. Zonas de apoyo: Región occipital, omóplatos, codos, sacro, y talones.

Decúbito lateral: El costado del paciente toca con el plano horizontal. Zonas de apoyo: Orejas, acromion, costillas. Trocánter, cóndilos, maleolos.

Sedestación: Zonas de apoyo: Omóplatos, codos, zona poplítea y tuberosidad isquiática.

Reclinado: Zonas de apoyo: Región escapular, talones, región occipital, tuberosidades isquiáticas.

SÍNTOMAS

Fase I:

Subjetivas:
El paciente comienza a sentir dolor.
Objetivas:
No existe aún pérdida de la solución de continuidad en la piel.
La piel adquiere un tono rojo rosado y si se sigue ejerciendo presión, progresa a color negruzco.
Aparición de eritema que no cede al retirar el estímulo de presión.

Fase II:

Subjetivas:
Dolor.
Objetivas:

No suelen tener bordes bien definidos.

Pérdida parcial del grosor de la piel que en principio afecta a la epidermis y después se extiende a la dermis.

Ulcera superficial que tiene aspecto de abrasión, con vesículas o ampollas.

Fase III:

Subjetivas:
El dolor comienza a disminuir.
Objetivas:
Pérdida total del grosor de la piel, formándose una úlcera de bordes bien definidos.

Fase IV:

Subjetivas:
No siente dolor.
Objetivas:
Pérdida total del grosor de la piel, con lesión en músculo, hueso y estructuras de sostén (tendones, cápsula articular).

CUIDADOS ESPECÍFICOS

Piel:

Examine el estado de la piel a diario.

Mantenga la piel del paciente en todo momento limpia y seca.

Utilice jabones o sustancias limpiadoras con potencial irritativo bajo. Se recomienda jabón de avena muy diluido.

Lave la piel con agua tibia, aclare y realice un secado meticuloso sin fricción.

No utilice sobre la piel ningún tipo de alcoholes (de romero, colonias, etc.)

Aplique cremas hidratantes (aloe vera, caléndula), procurando su completa absorción.

Preferentemente se utilizará lencería de tejidos naturales.

Para reducir las posibles lesiones por fricción podrán servirse de apósitos protectores (poliuretano, hidrocoloides,...)

No realizar masajes sobre prominencias óseas.

MOVILIZACIÓN:

Elabore un plan de rehabilitación que mejore la movilidad y actividad del paciente. Realice cambios posturales:

Cada 2 horas a los pacientes encamados, siguiendo una rotación programada e individualizada.

En períodos de sedestación se efectuarán movilizaciones horarias y si puede realizarlo autónomamente, enséñele a movilizarse cada quince minutos.

Mantenga el alineamiento corporal, la distribución del peso y el equilibrio.

Evite el contacto directo de las prominencias óseas entre si.

Evite el arrastre.

En decúbito lateral, no sobrepase los 30 grados.

Si fuera necesario, eleve la cabecera de la cama lo mínimo posible (máximo 30°) y durante el mínimo tiempo.

No utilice flotadores plásticos.

Use dispositivos que mitiguen al máximo la presión: colchones, cojines, almohadas, protecciones locales, etc.

Todas estas medidas con complementarias. No sustituyen a la movilización.

PLAN DE PREVENCIÓN DE LAS ÚLCERAS POR DECÚBITO

PROGRAMA DE CAMBIOS POSTURALES	- Cada dos horas en los pacientes encamados, vigilando los puntos de apoyo. - Cada hora, por lo menos, en los pacientes sentados
DISPOSITIVOS PARA ALIVIAR LA PRESIÓN	- Utilización de piel de cordero, en las zonas más sensibles. - Colchón neumático (aire, agua). - Cojines de gel en flotación. - Protectores de talón y codos.
MASAJE	- Hidratar la piel con crema o aceites mediante masaje (no se aplica donde existe ya la herida).
NUTRICIÓN	- Comidas frecuentes y poca cantidad. - Aumentar ingesta de líquidos. - Valoración dietética.
CUIDADOS PERINEALES	- Lavado frecuente y secado minucioso. - Aplicación de crema o pomada.
ACTIVIDAD	- Permanecer encamado el menor tiempo posible. - Animar a la deambulación y a los ejercicios al menos dos veces al día.

VISIÓN, TRASTORNOS EN LA

Los cambios visuales guardan relación con la edad. Además de los cambios fisiológicos que se producen con el mero paso del tiempo, los ancianos tienen mayor riesgo de padecer determinadas enfermedades, como cataratas, glaucoma o presbicia.

Algunos de los cambios fisiológicos relacionados con la edad son:

La córnea tiende a enturbiarse y a perder brillo y transparencia

La pupila disminuye de tamaño debido a la rigidez del iris, con lo que existirá un aumento de la sensibilidad a la luz y dificultad de adaptación a la oscuridad.

El cristalino aumenta de tamaño y disminuye la elasticidad. Por tanto, existirá pérdida de capacidad para la acomodación.

Algunas de las enfermedades que afectan a los ancianos son:

Cataratas. Se denomina cataratas a la opacidad del cristalino. Cuando esta lente se hace opaca, el paso de la luz desde el exterior a la retina queda obstaculizado y se altera el proceso de la visión.

Glaucoma. Se trata del aumento de la tensión intraocular debido a un aumento de la secreción del humor acuoso o a una disminución en su evacuación.

Retinopatía diabética. Se produce como consecuencia de la microangiopatía diabética. Es la causa más importante de ceguera bilateral irreversible.

Presbicia. Aparece por esclerosis del cristalino, que pierde elasticidad para la acomodación. Es de aparición muy frecuente a partir de los 50 años. Va a existir dificultad para la visión cercana y fatiga visual. Se corrige con lentes.

La intervención del profesional debe permitir:

Adaptar el entorno del enfermo a sus limitaciones.
Procurar una iluminación adecuada.
Enseñar al paciente a manejarse en su entorno.

Capítulo X

La falta de movilidad

La movilidad, o capacidad de desplazamiento en el medio que rodea al individuo, es imprescindible para tener autonomía, siendo un componente esencial de la vida del hombre. En las personas ancianas depende de la interacción entre factores propios de cada individuo, como la habilidad y destreza motoras, la capacidad cognitiva y sensorio-perceptiva, el grado de salud o autoconfianza, y los recursos ambientales y personales externos (los meramente físicos o arquitectónicos y los vinculados a actitudes de familiares y cuidadores).

La capacidad de movilización es un indicador del nivel de salud del anciano y de su calidad de vida, ya que determina su grado de independencia. El anciano inmovilizado es considerado un paciente de alto riesgo para la aparición de complicaciones médicas, dependiente en las actividades básicas de la vida diaria y candidato a la institucionalización.

El inmovilismo se puede definir como la disminución de la capacidad para desempeñar actividades de la vida diaria por deterioro de las funciones motoras.

Se puede distinguir:

Una inmovilidad relativa, en la que el anciano lleva una vida sedentaria pero es capaz de movilizarse con menor o mayor independencia.

Una inmovilidad absoluta que implica la permanencia crónica en cama, estando muy limitados los cambios posturales.

La inmovilidad aumenta con la edad. El 18% de los mayores de 65 años tienen problemas para moverse sin ayuda y a partir de 75 años más del 50% tienen problemas para salir de casa, de los que un 20% quedan confinados en su domicilio.

Para comprender la importancia del deterioro funcional severo que supone la inmovilización baste decir que el 50% de los ancianos que se inmovilizan de forma aguda fallecen en un plazo de 6 meses.

CAUSAS

Las causas de inmovilismo en los pacientes ancianos son:

Los propios cambios fisiológicos que se producen como consecuencia del propio envejecimiento:

Sistema músculo-esquelético (Disminución de masa y fuerza muscular)

Sistema cardiovascular (Disminución de la reserva para el ejercicio)

Sistema respiratorio (Disminución de la elasticidad de la pared torácica y pulmonar).

Determinadas enfermedades que limitan y determinan su movilidad:

Enfermedades músculo-esqueléticas (artrosis, artritis, osteoporosis, deformidades en los pies, etc.)

Enfermedades neurológicas (Demencias, confusión, enfermedad de Parkinson, etc.)

Enfermedades cardiocirculatorias (Insuficiencia cardiaca, cardiopatía isquémica, ACVA, etc.)

Enfermedades respiratorias (BNOC)

Enfermedades de los órganos de los sentidos (cataratas, retinopatía diabética, presbiacusia, etc.)

Enfermedades psicológicas (depresión, miedo a caerse, etc.)

Debilidad generalizada (por neoplasias en fase terminal, malnutrición, anemia, etc.)

Tratamiento farmacológico (antihipertensivos, sedantes, etc.)

Causas ambientales: Por ejemplo las barreras arquitectónicas, los obstáculos (tanto en el exterior como en el propio domicilio) y la inexistencia de elementos de ayuda como bastones, andadores, pasamanos en las escaleras, asideros en el baño, etc.

Causas sociales, como por ejemplo la soledad y la falta de ayudas sociales.

COMPLICACIONES

Tras una inmovilidad prolongada se producen cambios en los diferentes órganos y sistemas que tienden, además, a perpetuar el síndrome. Los sistemas afectados con mayor relevancia son el sistema cardiovascular y el músculo-esquelético, aunque se afectan la mayoría de los sistemas orgánicos.

Su repercusión en el pronóstico del anciano inmovilizado puede ser más relevante que la propia enfermedad subyacente, pudiendo aparecer incluso tras cortos períodos de encamamiento.

Las alteraciones más frecuentes de los principales sistemas en los individuos inmovilizados son:

Sistema cardiovascular:
Hipotensión ortostática. Disminución de la tolerancia al ejercicio. Trombosis venosa profunda (TVP) y tromboembolismos.

Sistema respiratorio:
Aumento de la producción de moco. Disminución de la movilidad ciliar. Menor reflejo tusígeno. Neumonías por aspiración.

Sistema musculoesquelético:
Debilidad muscular. Atrofia muscular por desuso. Contracturas, rigidez y deformidad articular. Osteoporosis por inmovilización. Tendencia a las fracturas.

Sistema nervioso:
Disminución de la estimulación sensorial. Mayor deterioro cognitivo. Alteración del equilibrio y la coordinación. Trastornos de la atención y falta de motivación.

Sistema digestivo:

Pérdida de apetito. Trastornos de la deglución y enlentecimiento digestivo. Tendencia al reflujo gastroesofágico. Estreñimiento e impactación fetal.

Sistema genitourinario:

Retención, Incontinencia, Cálculos. Infecciones urinarias.

Piel:

Áreas cutáneas dolorosas y eritematosas. Maceración y atrofia. Úlceras por presión (constituyen la principal complicación de la inmovilidad).

CUIDADOS GENERALES

Prevención de los problemas cutáneos

La aparición de úlceras por presión es una de las complicaciones más graves en el paciente inmovilizado. Para valorar su riesgo se puede utilizar la Escala de Norton. Las actividades preventivas a realizar son:

Cambios posturales. Deben seguir una rotación determinada, respetando siempre la misma postura y la alineación corporal. Realizar los cambios cuidadosamente, sin arrastrar al paciente, evitando las fuerzas de cizallamiento y fricción. Repartir el peso del cuerpo por igual a fin de evitar dolores musculares por contracturas de compensación.

En pacientes acostados deben hacerse cada 2 horas, para minimizar los efectos de la presión continuada sobre las prominencias óseas.

En pacientes sentados se realizarán cada hora, levantando al mismo durante 10 minutos, para evitar la aparición de úlceras por presión a nivel sacro.

Higiene. Con agua y jabón neutro, y con esponja suave, seguida de un buen aclarado y secado perfecto (especialmente los pliegues). La cama y/o silla estarán limpias, secas y sin ningún objeto extraño (migas de pan,..). Las sábanas deben ser suaves y no formar arrugas. La habitación bien ventilada y a temperatura adecuada.

Masaje. Activar la circulación, favorece la relajación muscular, estimula la sensibilidad y facilita la relación. También ayuda a mantener el esquema corporal. Debe realizarse suavemente, moviendo con delicadeza la piel y el tejido celular subcutáneo mediante movimientos circulares amplios (amasado), o pellizcando y soltando nuevamente con los dedos el plano muscular. Se puede utilizar una crema hidratante.

Almohadillado. En las zonas de mayor presión como codo, rodilla, sacro, trocánteres, escápulas, etc.

Aporte de líquidos y alimentos. Evitar déficits proteicos. Recomendar una ingesta de 1-1,5 litros de agua al día.

Prevención de complicaciones músculo-esqueléticas

Debemos prestar atención a la postura y a la alineación corporal, así como la realización de movimientos precoces mediante ejercicios activos o pasivos, según la situación del paciente.

Prevención de complicaciones cardiovasculares

Debemos controlar la presión arterial y la frecuencia cardiaca en busca de alteraciones del ritmo, así como evitar embolismos pulmonares y flebitis.

Prevención de complicaciones respiratorias

El estancamiento de mucosidades es un problema a prevenir. Para ello:

En pacientes encamados se aconseja mantener la cabeza de la cama elevada, realizar fisioterapia respiratoria, informar al paciente que debe realizar inspiraciones profundas, toser y expectorar; en ocasiones será conveniente el uso de aerosoles y se aconseja beber abundante líquido para fluidificar las secreciones y favorecer su expulsión.

En el caso de pacientes poco colaboradores o gravemente incapacitados podemos instaurar drenaje postural de forma precoz, cuya finalidad es la eliminación pasiva de las secreciones del área bronquial específica mediante la colocación del paciente en posturas en las que actúe la gravedad. Para ser efectivas, estas posiciones deben mantenerse durante 20-30 minutos y repetirlas un mínimo de tres veces al día. Se puede utilizar también la percusión o clapping, que solo tiene efecto sobre las mucosidades organizadas en masa. La percusión debe ser suave teniendo en cuenta la osteoporosis y el dolor.

Prevención de las complicaciones gastrointestinales

El estreñimiento es un problema muy frecuente. Como norma general, la dieta debe ser suficiente, equilibrada, rica en fibras, abundante agua, variada, de fácil ingestión, digestión y absorción. Además debemos:

Revisar el estado de la boca (dentición, prótesis mal acopladas, etc.).

Potenciar la comida fuera de la cama y en compañía para prevenir la anorexia.

Incorporar al paciente encamado para evitar problemas de broncoaspiración.

Favorecer un patrón horario de defecación y preservar su intimidad.

Prevención de las complicaciones genitourinarias

El problema más acuciante es la incontinencia, así como el vaciado vesical incompleto, pues favorecerán las infecciones urinarias y la formación de cálculos. Es importante:

Mantener una adecuada posición en la micción y condiciones de intimidad.

Si existe vaciado incompleto recomendar contraer voluntariamente la pared abdominal o ejercer presión manual sobre ella.

En caso de incontinencia realizar ejercicios de entrenamiento del músculo detrusor como los ejercicios de Kegel (empezar a orinar y dejar de hacerlo varias veces a lo largo de una evacuación normal).

Prevención de problemas psicológicos. Debemos:

Favorecer la expresión de los sentimientos y animar a compartir las emociones.

Mantener la motivación planteando objetivos accesibles a corto y medio plazo. Favorecer las visitas y la conversación con el anciano sobre su vida, su pasado y sus intereses.

Personalizar el entorno mediante objetos con significado (fotos, vestidos, otros objetos personales).

Movilidad asistida

Si la inmovilidad es total deben realizarse cambios posturales pasivos, como mínimo cada dos horas, asegurando que la postura sea correcta (especialmente importante tras un ACV)

Se iniciarán ejercicios para aumentar el rango de movilidad articular inicialmente pasivos. Las maniobras deben realizarse cuidadosamente sin tratar de vencer la falta de elasticidad de forma enérgica ni provocar dolor. Es más eficaz y segura la realización de una actividad suave y prolongada que movimientos vigorosos. El empleo adicional de calor sobre las articulaciones hace posible que el estiramiento sea mayor y se reduzca el dolor.

En cuanto sea posible el paciente debe realizar ejercicios de movilización activa en la cama: girar hacia los lados y flexionar el tronco hacia delante. Hay que ayudar al paciente a sentarse en el borde de la cama periódicamente, con los pies apoyados en el suelo, aumentando el tiempo de sedestación poco a poco, hasta que se mantenga el equilibrio sin ayuda y pueda estar sentado media hora tres veces al día.

Sedestación en sillón

La transferencia de la cama a la silla se hará estando el enfermo sentado en la cama, con los pies apoyados en el suelo, asirá los brazos del sillón e impulsará el cuerpo. Se debe aumentar progresivamente el tiempo que el paciente está sentado fuera de la cama a lo largo del día, comenzando por una hora dos veces al día. Es importante que mantenga una postura correcta (tronco erguido y cabeza alineada), si es preciso con la ayuda de almohadas, y que siga ejercitando la movilización de miembros. La elevación de los pies sobre una banqueta ayudará a prevenir la aparición de edemas. La sedestación es el objetivo mínimo que se ha de conseguir en todo paciente, ya que al mantener la postura vertical del tronco se facilita la alimentación y se evita la aspiración. La sedestación tiene además un efecto psicológico positivo.

Bipedestación

El paciente debe intentar levantarse y mantener la bipedestación ayudado por dos personas o apoyándose en un andador situado enfrente. Debe mantener la posición erecta sin flexionar caderas ni rodillas. En los primeros días es normal que el paciente refiera gran inestabilidad, lo cual no debe llevar al abandono del ejercicio, sino a un ajuste en la duración del mismo. Se practicará el equilibrio con el apoyo sobre un solo pié y de forma alterna, con los pies en tándem.

Deambulación

Se debe practicar la deambulación diaria, a paso lento pero con distancias crecientes, contrarrestando el miedo a caer hacia atrás y vigilando la aparición de automatismos (por ejemplo el balanceo de brazos). Inicialmente se puede utilizar un andador, posteriormente un bastón o sin apoyo. Hay que vigilar la tolerancia cardiorrespiratoria. El objetivo es conseguir que el anciano sea capaz de deambular por su domicilio y realizar las AVD con el menor grado de ayuda posible.

Mantenimiento

Debe adecuarse al grado de tolerancia física del paciente. El programa debe incluir ejercicios respiratorios, flexionar y extender los miembros, practicar levantarse-sentarse, dar paseos cortos varias veces al día, y si es posible, realizar algún tipo de gimnasia. El objetivo fundamental es reforzar los grupos musculares directamente implicados en asegurar la autonomía en las actividades de la vida diaria, sobre todo para la deambulación. La coordinación puede potenciarse con la realización seriada de un determinado ejercicio. Las manualidades son una buena alternativa.

ELEMENTOS AUXILIARES PARA LA MOVILIZACIÓN

Aumentan la estabilidad de la marcha, incrementan la base de sustentación, descargan parte del peso que soportan las extremidades inferiores, con lo que disminuye el dolor y proporcionan confianza y seguridad. Entre estos elementos destacan:

El **bastón**, está justificado en casos de debilidad muscular de un miembro inferior, para aliviar dolores articulares secundarios a la marcha, ampliar la base de sustentación si existe inestabilidad, compensar deformidades o como punto de referencia si existe deficiencia sensorial. Debe usarse en el brazo coincidente a la pierna afecta ya que así se produce un patrón de la marcha normal y se aumenta más la base de sustentación. La longitud del bastón debe corresponder a la altura entre el suelo y la muñeca, estando el paciente de pié con los brazos caídos.

Las **muletas**, proporcionan más sujeción, descarga y estabilidad. Se utilizan en casos de debilidad muscular en ambos miembros inferiores, incapacidad para apoyar uno de ellos, incapacidades de la mano y de la muñeca o afección importante del equilibrio. Hay dos tipos fundamentales: las que se ajustan en el codo y las axilares. Las primeras son preferibles por ser más ligeras, dan mayor autonomía (por ejemplo, al abrir puertas).

El empleo de bastones o muletas aumenta el gasto de energía en la deambulación hasta en un 60%, por lo que debe potenciarse la resistencia y la fuerza de extremidades y tronco.

El **andador**, cuyo uso es recomendable tras períodos prolongados de inmovilidad con debilidad generalizada o si la marcha no es estable. Existen distintos tipos: de cuatro patas, con ruedas, etc. La elección dependerá de las características del enfermo; así, los que tienen ruedas son preferibles si hay dolor en el hombro y en general producen una marcha más rápida y suave aunque más insegura.

ADAPTACIONES EN EL HOGAR

Son otra forma de mejorar la movilidad. Entre estas adaptaciones podemos citar:

Escaleras: puede reducirse la altura intercalando peldaños intermedios. Debe haber pasamanos a ambos lados y si es posible se emplearán rampas, aunque evitando que la inclinación sea excesiva.

Puertas: se intentará que tengan la máxima altura y facilitar el mecanismo de apertura. Son útiles los mecanismos de cierre retardados para los individuos que se mueven con lentitud.

Mobiliario: conviene que haya espacio amplio para la movilización; es útil la colocación de muebles en lugares estratégicos y bien anclados que permitan apoyarse, así como de pasamanos en los pasillos. Las sillas deben ser firmes, con altura adecuada que facilite el incorporarse, respaldo alto que supere la altura de la cabeza y con brazos, preferiblemente forrados, ya que se ejerce mucha fuerza con las manos al levantarse. La altura de la cama se ajustará para facilitar las transferencias.

PREVENCIÓN

La mejor medida preventiva es mantener el grado de movilidad. Diversos estudios coinciden en señalar el ejercicio y en general la actividad física, como principal factor para prevenir la inmovilidad. Los beneficios del ejercicio no disminuyen con la edad, así se produce un aumento de la capacidad cardiovascular, de la musculatura y de la densidad ósea, disminuye la ansiedad, la hostilidad y los síntomas depresivos y favorece la socialización.

El anciano que lleva un tipo de vida autónoma y activa con la realización regular de ejercicio tiene disminuido estadísticamente su riesgo de mortalidad. Los mayores que han hecho ejercicio desde siempre envejecen mejor y presentan menor incapacidad funcional. Según diversos estudios la población que realiza menos ejercicio físico son los ancianos muy mayores y de sexo femenino.

Es necesario estimular al anciano a mantenerse activo y proponerle que acuda a clubes de ancianos o centros de día, si es posible. Además es importante permitir al anciano que realice o participe todo lo que pueda en las actividades de la vida diaria y a su propio ritmo. Hay que evitar la sobreprotección por parte del cuidador, haciendo por él las tareas "más rápido y mejor" ya que así se acelera el grado de dependencia.

EJERCICIOS

La prescripción del ejercicio en el anciano debe cumplir una serie de condiciones.

Realizar revisiones periódicas del estado físico, ajustando de forma individualizada el tipo de ejercicios y actividades que puede realizar. Así, hay que tener en cuenta la frecuente patología a nivel cardiovascular y músculo-esquelética.

Establecer con el anciano unos objetivos mínimos de actividad dependiendo de su capacidad funcional.

Prestar atención al correcto aprendizaje de las técnicas.

Evaluar la motivación del anciano ya que la capacidad de disfrute y el entretenimiento constituyen el mejor factor de adhesión al ejercicio. Por tanto debe adaptarse a los gustos individuales.

Entre las actividades recomendadas de forma general podemos incluir caminar, montar en bicicleta de paseo, natación, golf, baile, jardinería, Pilates, Tai chi, etc.

En ancianos sanos las sesiones de ejercicios deben incluir:

Una fase de calentamiento con estiramientos musculares (de 3 a 5 minutos) y paseo de 5 a 10 minutos de duración.

Ejercicios de fortalecimiento (extensores de brazos, pesos y poleas, uso de escaleras y escalones) y coordinación-equilibrio.

Ejercicios de resistencia progresiva (saltos, carrera...).

Terminar con un período de enfriamiento no superior a los 10 minutos, con ejercicios de estiramiento muscular y paseo ligero con velocidad decreciente.

En resumen, la actividad incluirá trabajo de flexibilidad (estiramiento), fortalecimiento y coordinación-equilibrio y en un segundo momento resistencia (capacidad aeróbica). Es más importante la continuidad en el ejercicio que la intensidad. Se recomienda iniciar el ejercicio dos o tres días a la semana hasta llegar hasta cinco, alternando la actividad física con situaciones de reposo. De igual manera, el esfuerzo físico se irá intensificando de manera progresiva.

MOVILIZACIÓN

El reposo prolongado de un anciano sea cual fuere la causa, puede disminuir la capacidad de movimiento, su tono muscular y aparecer contracturas, atrofias musculares, úlceras etc.

Es de suma importancia el saber utilizar la movilización o inmovilización del individuo para prevenir complicaciones y favorecer la calidad de vida.

Movilizaciones activas

Son aquel grupo de movimientos terapéuticos que el individuo desarrolla con una voluntad propia buscando el objetivo de su recuperación. Estos movimientos pueden estar efectuados voluntariamente, libremente o bien asistido. La realización de un ejercicio activo exige, además de una respuesta física adecuada, un proceso mental consciente y voluntario.

La finalidad de estos movimientos no es sólo mantener y mejorar la movilidad, sino sobre todo desarrollar la coordinación neuro muscular y mejorar la potencia y resistencia muscular.

Existen diferentes tipos de movilizaciones activas:

Movilizaciones activas voluntarias: Conjunto de ejercicios realizados por el propio paciente utilizando sus fuerzas. Estos ejercicios son fruto de la actividad voluntaria del paciente y que deberán ser controlados por el asistente.

Movilizaciones activas libres: Son todos aquellos movimientos tanto articulares como musculares (contracción), que el paciente realiza sin ayuda de ningún medio mecánico externo. Como el propio nombre indica, son movimientos libres aunque ello no quiere decir que sean completos ya que pueden existir limitaciones.

Dentro de este grupo se incluyen todas las tablas de ejercicios necesarias para mantener un buen nivel de funcionalidad.

Movilizaciones activas asistidas: Comprenden todos aquellos ejercicios que realiza el paciente pero con una ayuda externa.

Movilizaciones activas resistidas: Están compuestas por todos aquellos ejercicios que realiza el paciente y a los cuales se les añade una resistencia o peso.

Tipos de asistencia:

Manual: Movilizada por el profesional o movilizada por el propio paciente.

Sistemas mecánicos: Pesos, cuerdas, poleas etc.

Movilizaciones activas involuntarias: Engloban todos aque-llos movimientos que el paciente realiza de manera involuntaria, sin control por sí solo. Es muy frecuente observar este tipo de movimientos en pacientes con lesiones neurológicas que han afectado su actividad motora normal. Estos movimientos son debidos a unas contracciones musculares incontroladas.

Movilizaciones pasivas

Es la técnica mas utilizada para mantener las estructuras arti-culares y musculares en las mejores condiciones fisiológicas, así como mejorar el sistema vascular y la integración neurológica. Son pues el conjunto de aquellas movilizaciones en las que no existe una actividad propiamente dicha por parte del paciente.

Para realizar este tipo de movilización siempre es necesario el uso de ayudas externas. Su aplicación es básica en todos aque-llos pacientes que se encuentran en fase de inmovilidad prolon-gada o bien en aquellos donde la actividad es mínima o nula.

Contracciones isométricas

Se trata de efectuar una fuerza a un objeto imposible de ven-cer; por ejemplo, una pared o el cuerpo del propio individuo. Los puede efectuar el enfermo incluso en la cama o silla de ruedas, y aporta los siguientes beneficios:

Contracción muscular sin la modificación de la longitud del músculo.

Aumento de la tensión muscular.

No varía la longitud músculo-tendinosa.

No hay desplazamiento del segmento corporal.

Origen e inserción de los músculos fijos, no se modifica.

Trabajo estático: no genera movimiento y sirve para mante-ner una postura (músculos antigravitatorios).

Contracciones isotónicas

Los músculos se tensan y acortan en el movimiento, pudién-dose realizar con resistencias, pesas o aparatos diversos.

Contracción con variación de la longitud del músculo.

No hay aumento de la tensión (al acortarse el músculo).
Sí varía la longitud músculo – tendón (alargamiento o acortamiento).
Sí hay desplazamiento del segmento corporal.
Origen e inserción se aproximan o se separan.
Trabajo dinámico: genera movimiento.

Es importante a tener en cuenta que a la hora de reeducar un músculo se ha de realizar tanto un trabajo isométrico como isotónico. Finalmente, hay aparatos que debidamente conectados a las zonas musculares adecuadas, provocan mediante estimulación eléctrica contracciones musculares de diversa intensidad. Pueden ser un complemento físico adecuado para personas muy obesas o con poca fuerza muscular.

ÍNDICE

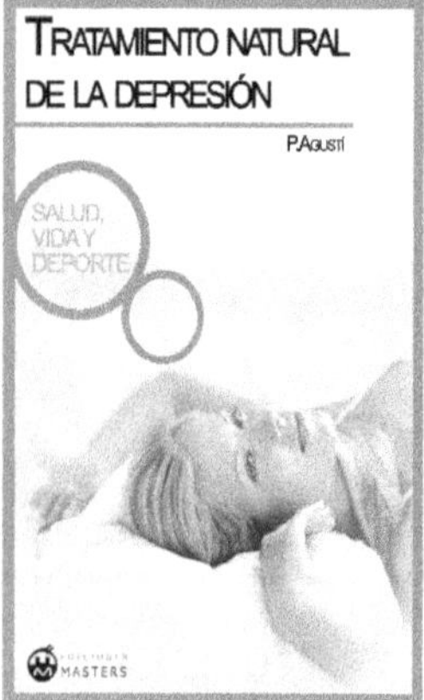

**TRATAMIENTO
NATURAL
DE LA DEPRESIÓN**

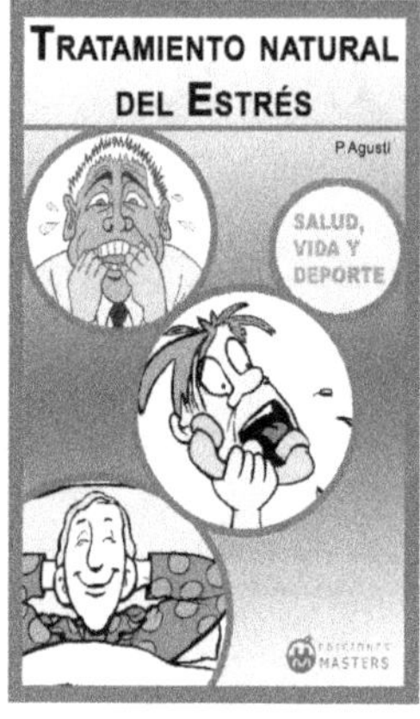

**TRATAMIENTO
NATURAL
DEL ESTRÉS**

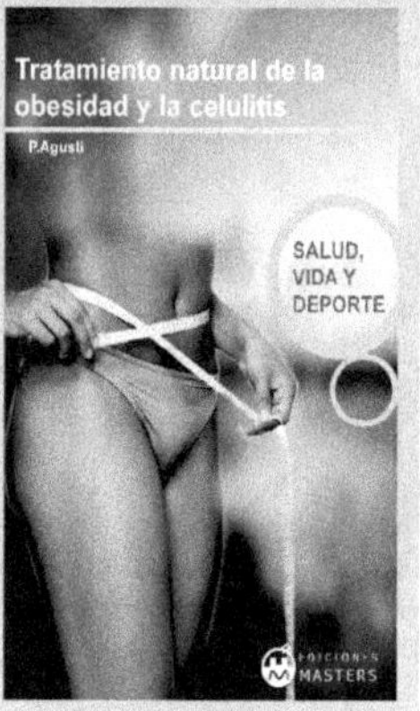

**TRATAMIENTO
NATURAL DE LA
OBESIDAD
Y LA CELULITIS**

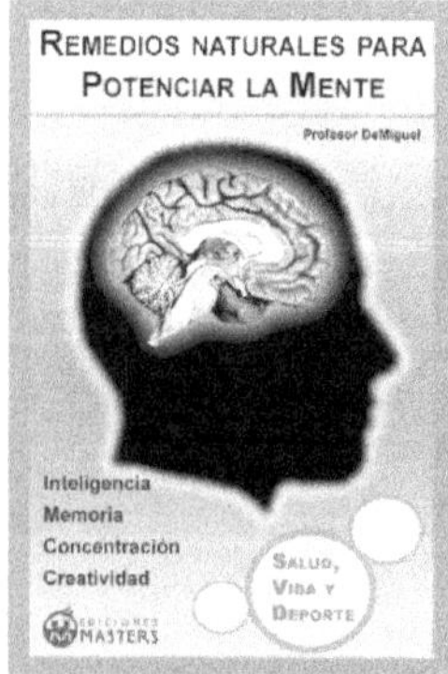

**REMEDIOS NATURALES
PARA POTENCIAR
LA MENTE**

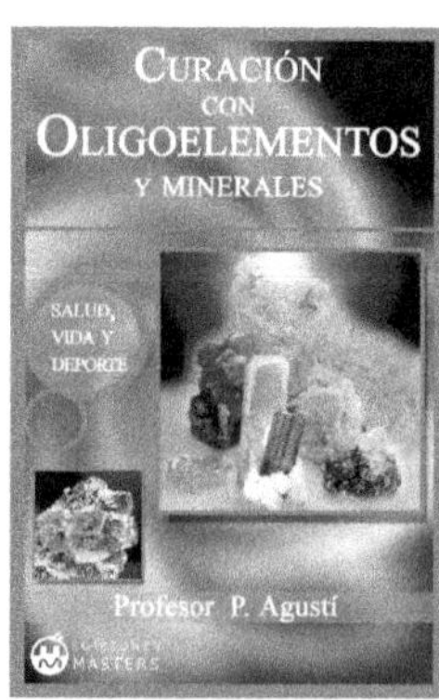

**CURACIÓN CON
OLIGOELEMENTOS
Y MINERALES**

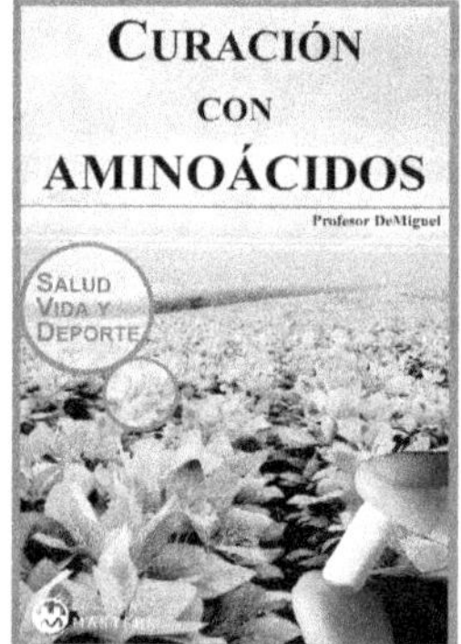

**CURACIÓN CON
AMINOÁCIDOS**

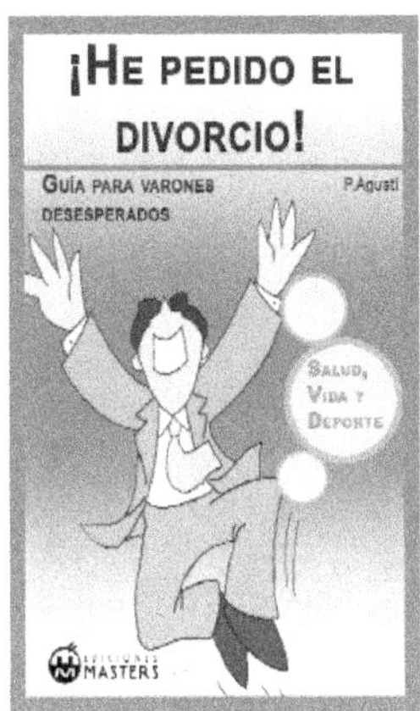

**¡HE PEDIDO
EL DIVORCIO!
Guía para varones
desesperados**

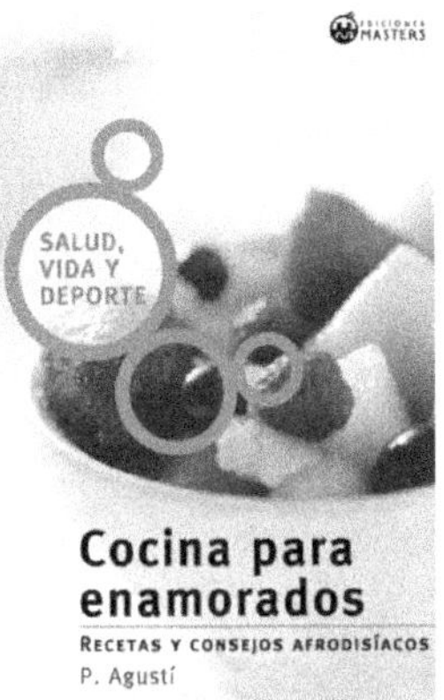

**COCINA
PARA ENAMORADOS**

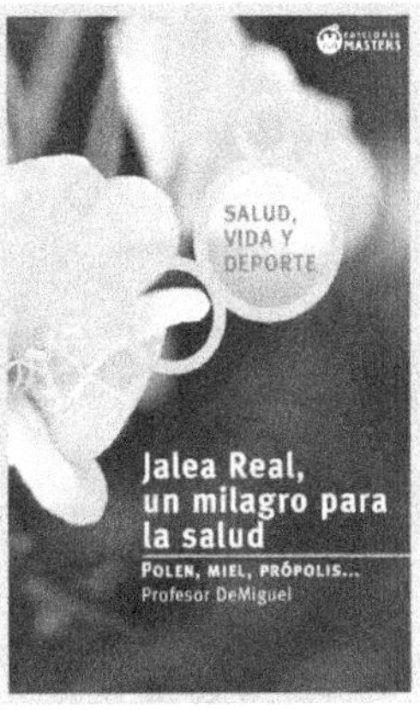

**JALEA REAL
miel, própolis, polen y
ceras**

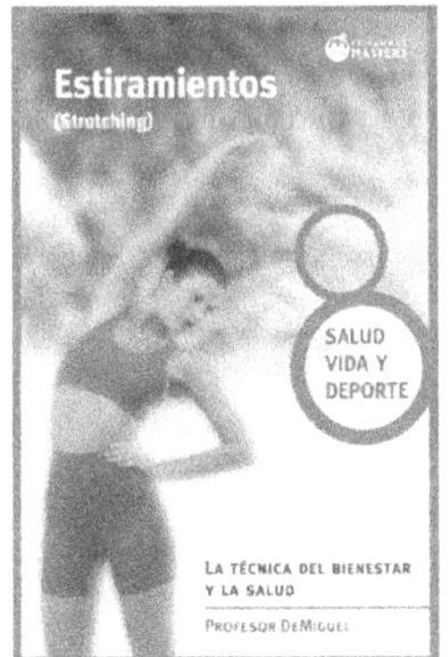

**ESTIRAMIENTOS
(Stretching)**

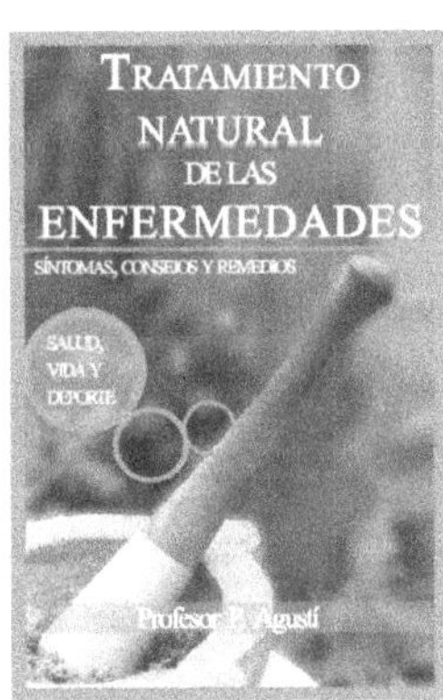

**TRATAMIENTO
NATURAL DE LAS
ENFERMEDADES**

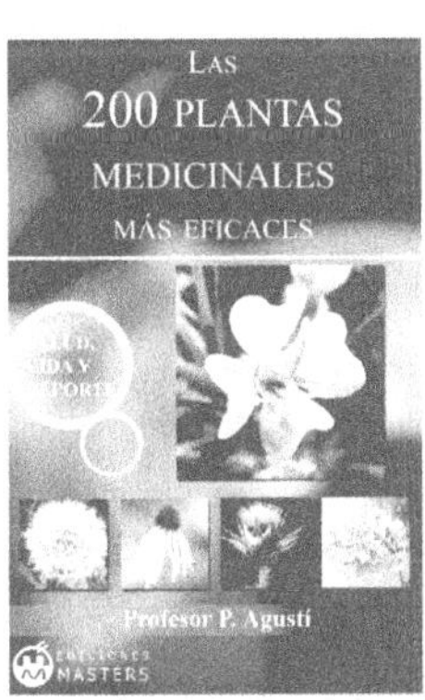

**LAS 200 PLANTAS
MEDICINALES MÁS
EFICACES**